Thomas Methfessel · Qigong für Anfänger

Thomas Methfessel

Qigong für Anfänger

Illustrierte Einführung in Theorie und Praxis der chinesischen Gesundheitsübungen

3. überarbeitete Auflage

Shaker Media

Bibliografische Information der Deutschen Nationalbibliothek
Die Deutsche Nationalbibliothek verzeichnet diese Publikation in der Deutschen Nationalbibliografie; detaillierte bibliografische Daten sind im Internet über http://dnb.d-nb.de abrufbar.

1. Auflage 2004 Oesch-Verlag, Zürich
2. Auflage 2008, Oesch-Verlag

Die in diesem Buch vorgestellten Tipps und Übungen dienen der Selbsthilfe. Sie sind wirksam, leicht durchführbar und für jeden geeignet. Sollten Sie jedoch ernsthafte Gesundheitsprobleme haben, gleich, ob physischen oder psychischen Ursprungs, begeben Sie sich bitte in fachliche Behandlung. Alle Angaben in diesem Band basieren auf dem bei Erscheinen aktuellen Wissensstand von Medizin und Naturheilkunde, soweit er Autor und Verlag zur Verfügung gestanden hat. Die Ratschläge wurden von Autor und Verlag sorgfältig erwogen und geprüft; dennoch kann eine Garantie nicht übernommen werden. Eine Haftung des Autors bzw. des Verlags und seiner Beauftragten für Personen-, Sach- und Vermögensschäden ist ausgeschlossen.

Fotos von Thomas Methfessel
Illustrationen von Brigitte Braun-Dähler

Printed in Germany.

ISBN 978-3-95631-453-7

Shaker Media GmbH • Postfach 101818 • 52018 Aachen
Telefon: 02407 / 95964 - 0 • Telefax: 02407 / 95964 - 9
Internet: www.shaker-media.de • E-Mail: info@shaker-media.de

Inhaltsverzeichnis

Vorwort

Als ich vor 14 Jahren mein Buch *Tai Chi für Anfänger* schrieb, war Qigong in Deutschland viel weniger bekannt als Tai Chi. Einige Leute dachten bei Qigong damals nur an die zwei Kugeln, die man in der Hand dreht. Mitte der 90er Jahre schlug ich unserer örtlichen Krankenkasse, bei der ich Tai-Chi-Kurse gab, vor, Qigong als Gesundheitsübung anzubieten. Dies wurde leider vom verantwortlichen Leiter abgelehnt, da er von Tai Chi schon gehört hatte, nicht aber von Qigong.

Inzwischen haben sich die Zeiten geändert. Die meisten Volkshochschulen bieten jetzt Qigong-Kurse an, und die Krankenkassen bezuschussen sie als Gesundheitsprävention. Heute gibt es mindestens ebenso viele Bücher auf deutsch über Qigong wie über Tai Chi. Es gibt zahlreiche Kliniken in Deutschland, die sich auf die Traditionelle Chinesische Medizin (TCM) spezialisiert haben. Immer mehr Ärzte wenden Akupunktur an, Architekten benutzen Feng Shui zur Wohnraum- und Gartengestaltung, und chinesische Kräutertees sind beliebt.

Meine Kursteilnehmer fragten mich immer wieder nach geeigneter Literatur und leicht verständlichen Begleittexten zum Unterricht. Umfangreiche und gute Bücher gab es zu verschiedenen Übungssystemen, aber so viel wollten die meisten gar nicht lesen. Deshalb begann ich, einfache Übungsanleitungen zum Mitnehmen zu schreiben. Da ich in meinen Kursen, besonders bei den Anfängern, Übungen in Bewegung und Ruhe aus verschiedenen Schulen miteinander kombiniere, waren es stets mehrere Bücher, die ich empfehlen musste. Zudem fehlte mir hier dieses und dort jenes, was ich gern hinzugefügt hätte. Solch ein Buch, das meinen Vorstellungen ganz entsprochen hätte, gab es noch nicht. So entschied ich mich, es selbst zu schreiben. Hier ist es – ich hoffe, es wird Ihnen gefallen und Nutzen bringen.

Dieses Buch ist eine Einführung in die Theorie und Praxis des Qigong. Die ersten drei Kapitel beschreiben den Weg, auf dem Qigong bis nach Mitteleuropa gekommen ist, und erläutern seine historischen, philosophischen und medizinischen Grundlagen. Damit soll insbesondere dem Anfänger das nötige Hintergrundwissen vermittelt werden, damit er Qigong in seiner Vielfalt besser verstehen kann. Für alle, die schon länger Qigong praktizieren, finden sich vor allem im 2. Kapitel einige interessante Abschnitte, wo Qigong in Beziehung zum indischen Yoga und zu den Naturwissenschaften gesetzt wird.

Im praktischen Teil halte ich mich nicht an ein einzelnes Übungssystem, sondern stelle Übungen aus verschiedenen Schulen vor. Im 4. Kapitel finden sich allgemeine Hinweise zum Üben und im 5. Kapitel einfache Übungen, die sich in meinem Unterricht für Anfänger seit Jahren bewährt haben. Im 6. Kapitel wird eine Übung beschrieben, die einen etwas tieferen Einstieg in die Wirkungsweise des Qigong ermöglicht. Das 7. Kapitel basiert auf typischen Übungserfahrungen meiner Kursteilnehmer. Dort gebe ich dem Leser ein paar praktische Ratschläge zum Üben mit auf den Weg. Im Anhang finden sich Hinweise auf Ausbildungsstätten und weitere Bücher zum Thema. Alle chinesischen Begriffe sind im Text kursiv gesetzt und im Glossar noch einmal erläutert.

Beim Schreiben ging es mir darum, dem Leser einen guten Überblick zu geben und etwas von den Schätzen weiterzugeben, die ich selbst im Laufe von 15 Jahren erhalten habe. Mein Dank gilt daher meinen verehrten Lehrern, allen voran Großmeister Zhi-Chang Li, bei dem ich seit 1995 lerne, und Prof. Jiao Guorui, der von 1991 bis 1994 mein Lehrer war. Ebenso danke ich den Großmeistern Liu Han Wen, von dem ich mehr über Chan-Mi Qigong erfuhr, und Prof. Guo Bingsen, bei dem ich Fan Teng Gong erlernte. Besonders danken möchte ich der Meisterin Gu Shumei aus Nanjing, einer sehr beeindruckenden Persönlichkeit, bei der ich die in diesem Buch vorgestellte längere Übung erlernte. Ein großes Danke geht an meine Partnerin Beate Zulauf, die mich auf vielfältige Weise beim Verfassen dieses Buches unterstützt hat. Meinen vielen Kursteilnehmern aus den letzten 15 Jahren danke ich für ihr Vertrauen und alle Anregungen. Schließlich danke ich dem Oesch-Verlag, der sich für mein Buchvorhaben einsetzte, und Ellen-Gabriele Busch für ihre detaillierten Korrekturvorschläge zum Text.

Alle Leserinnen dieses Buches bitte ich um Verständnis dafür, dass ich der besseren Lesbarkeit halber die männliche Form (z. B. Kursteilnehmer) verwende – damit ist grundsätzlich »der Mensch«, also Mann und Frau, gemeint.

1. Zur Geschichte des Qigong bis heute

1.1. Was ist Qigong?

Qigong oder Qi Gong wird wie»Tschi Gung« ausgesprochen und nach einer älteren Umschriftweise aus dem Chinesischen auch *Chi Kung* geschrieben. In der chinesischen Schriftsprache gibt es verschiedene Zeichen für den Begriff Qi. Eines davon zeigt, wie Dampf über gekochtem Reis aufsteigt (siehe Abb. 1), ein anderes zeigt Leere über dem Feuer. Unten ist etwas Grobstoffliches und oben etwas Feinstoffliches. Dampf, Gas und Luft sind Bedeutungen von Qi, weiter bezeichnet es Atem und feinstoffliche Energie. Gong bedeutet Arbeit, Training und erworbene Fähigkeit. Qigong ist also eine Übungsmethode zur Stärkung unserer Lebensenergie und auch ein Weg zur Verbesserung aller Lebensprozesse.

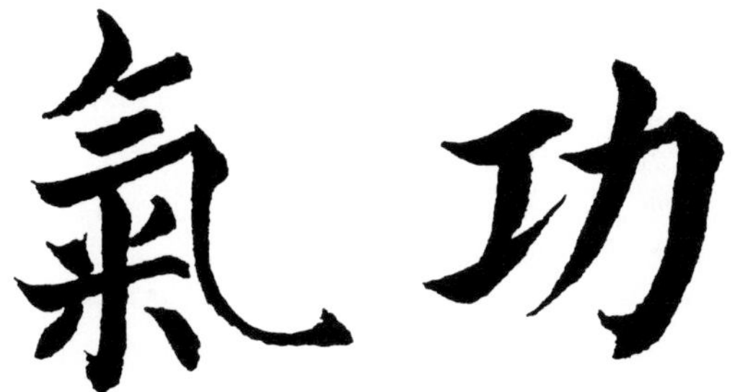

Abb. 1: Chinesisches Schriftzeichen für Qi Gong

Das Wort Qigong wird in China erst seit rund 50 Jahren als Oberbegriff für eine Vielzahl von Übungssystemen benutzt, die vorher unter verschiedenen Namen nebeneinander bestanden. So bezeichnete *Daoyin* gymnastische Übungen zum Leiten des Qi durch Dehnungen des Körpers, *Tuna* wurden Atemübungen zur Aufnahme von neuem und Ausstoßen von altem Qi genannt, *Yangsheng* hießen alle Gesundheit fördernde Übungen, und *Xingqi* nannte man die Praxis, das Qi mit Hilfe der Vorstellung an bestimmte Punkte zu lenken.

Häufig werde ich nach dem Unterschied zwischen Qigong und Tai Chi (=Taiji) gefragt. Tai Chi heißt eigentlich *Taijiquan* und bedeutet soviel wie Faustkampf im Einklang mit den Gesetzen des Universums. Es wird den sanften Kampfkünsten zugeordnet, während Qigong eher als Übung für die Gesundheit angesehen wird. Heute untersteht Taijiquan in China dem Sportministerium und Qigong dem Gesundheitsministerium. Ganz so einfach ist die Sache jedoch nicht, denn natürlich gibt es einen großen Überschneidungsbereich. Es gibt Taijiquan als Bewegungsmeditation und Gesundheitsübung, ebenso wie es »Hartes Qigong« *(Ying Gong)* gibt, um den Körper durch Angriffe unverletzbar zu machen. Die daoistische Philosophie von der Harmonie des Menschen mit Himmel und Erde und der gesamten Natur liegt beiden zugrunde. Manche Ansichten gehen sogar so weit, Taijiquan als einen Teilbereich des Qigong zu rechnen, da es auch eine Übung für die Lebensenergie Qi darstellt.

Qigong kann sowohl als Grundlage wie auch als Bestandteil der Traditionellen Chinesischen Medizin (TCM) angesehen werden und hat eine mehrere tausend Jahre alte Geschichte. Grundlage ist es insofern, als es viel älter ist und teilweise über die TCM hinausgeht, und Bestandteil, da es in China und anderswo als Teil der Therapiemethoden der TCM angesehen wird. Qigong mobilisiert die Selbstheilungskräfte, hilft energetische Blockaden zu lösen und harmonisiert alle Körperfunktionen. Ähnlich wie die Akupunktur beeinflusst Qigong die Meridiane und ihre Energiepunkte. Die Übungen dienen sowohl zur vorbeugenden Gesundheitspflege als auch zur Therapie von Krankheiten. Langlebigkeit bei guter Gesundheit und Lebensfreude gehörten schon von alters her zu den obersten Zielen der chinesischen Lebensphilosophie.

Die Übungssysteme des Qigong verbinden einfache Körperhaltungen mit langsamen Bewegungen und ruhige Atmung mit dem Lenken der Vorstellung. Entspannung und Konzentration verbinden sich auf natürliche Weise miteinander. Die körperliche Konstitution wird gekräftigt, und zugleich kommt der Geist zur Ruhe. Anders als bei gymnastischen Übungen wird eine bewusste Lenkung der inneren Energien angestrebt. Die meisten Qigong-Übungen werden im Stehen oder im Sitzen ausgeführt, manche auch im Gehen oder im Liegen. Jeder Mensch kann sie erlernen, unabhängig von Herkunft, Wissen, Alter und Geschlecht. Sie sind in der Regel nicht allzu anstrengend, so dass auch ältere und geschwächte Personen sie ausüben können. In Kapitel 5 werden einige kleinere Übungen mit unterschiedlichen Methoden vorgestellt.

Qigong lässt sich nach verschiedenen Kriterien unterteilen in:

- Übungen in Bewegung *(Donggong)* und Übungen in Ruhe *(Jinggong)*, auch »Stilles Qigong« genannt
- Äußere Übungen *(Waigong)* zum Training des physischen Körpers und innere Übungen *(Neigong)* zur Entwicklung des Geistes
- Übungen aus der daoistischen und aus der buddhistischen Tradition
- Medizinisches Qigong, Kampfkunst-Qigong und Qigong der schönen Künste (letzteres z. B. in Verbindung mit der Kalligraphie)

Oftmals haben sich im Lauf der Jahrhunderte diese Elemente miteinander vermischt zu Übungen in Bewegung und Ruhe oder halb daoistischen und halb buddhistischen Übungen. Heute gibt es in China wie bei uns im Westen eine Tendenz, Qigong auf eine medizinische Therapiemethode zu reduzieren, obwohl seine Wirkungen viel umfassender sind.

1.2. Ursprung und Entwicklung von Qigong

Qigong soll schon vor etwa 5000 Jahren in China entstanden sein, vielleicht waren es auch 1000 Jahre mehr oder weniger. Genau lässt sich das nicht sagen, denn vieles ist Legende. Was soll man also unter dem Begriff Qigong einordnen, der vor 70 Jahren erstmalig benutzt wurde? Vermutlich begannen die Menschen aufgrund von gesundheitlichen Problemen, die durch Klimaschwankungen oder Epidemien verursacht wurden, nach einfach zu praktizierenden Methoden zu suchen, um sich selbst zu heilen und wieder in Balance zu bringen. Die ersten Versuche mit der Akupunktur wurden schon in der Steinzeit mit spitzen Steinen durchgeführt.

Natürlich gab es wie überall auf der Welt Menschen, die sensibler waren für die Naturkräfte – Schamanen, Medizinmänner und -frauen, Weise und Sucher. Mit ihrer Hilfe entstanden zunächst magische Praktiken, Heilrituale und -tänze, und man begann damit, Substanzen aus der natürlichen Umwelt als Hilfsmittel zu verwenden. Eine frühzeitig verbreitete Methode war das Nachahmen von Tierbewegungen, um bestimmte Qualitäten zu integrieren – zum Beispiel die Kraft des Tigers gegen die eigenen Ängste, die Geschmeidigkeit der Schlange gegen körperliche Verhärtung und die Leichtigkeit eines großen Vogels gegen die Schwermütigkeit. Mit der Zeit fand man über die Wirkung von bestimmten Übungen auf die inneren Organe, auf die Atmung, die Verdauung und den Alterungsprozess allgemein immer mehr heraus.

Chinesische Archäologen entdeckten über 3000 Jahre alte Bronzegefäße, die Menschen bei Qigong-ähnlichen Bewegungen zeigen. Vor rund 2500 Jahren entstand Laozis berühmtes Werk *Daodejing* (auch *Tao Te King* geschrieben), das als die grundlegende Schrift des Daoismus gilt. Darin finden sich schon Hinweise auf Übungen, die man dem Qigong zurechnen kann. Vor fast 2200 Jahren entstand ein berühmtes Seidenbild, das in einem Kaisergrab gefunden wurde. Es zeigt 44 Menschen in bestimmten Körperpositionen oder Bewegungen. Textfragmente verdeutlichen deren Zusammenhang mit Übungen für die Gesundheit.

Die Tierbewegungen wurden vor 1800 Jahren von dem berühmten chinesischen Arzt Hua Tuo zum »**Spiel der 5 Tiere**« zusammengefasst, das bis heute eine sehr beliebte Qigong-Übung geblieben ist. Hier übt man Bär, Kranich, Tiger, Hirsch und Affe mit ihren typischen Bewegungen, Körper- und Handhaltungen sowie einem passenden Gesichtsausdruck (vgl. Jiao Guorui 1992). Eine ebenfalls recht bekannte Übungsfolge sind die »**8 Brokat-Übungen**«, die vor 1600 Jahren erstmalig schriftlich aufgezeichnet wurden (vgl. Jiao Guorui 1996). Davon gibt es eine kraftvollere Version im Stehen aus Nord-China und eine sanftere Methode zur Kultivierung des inneren Qi aus Süd-China.

Während der verschiedenen Kaiser-Dynastien in China im Verlauf von über 2000 Jahren durchlief Qigong eine wechselvolle Geschichte. Manche Meister wurden zum Kaiserhof bestellt, um dort exquisit der kaiserlichen Familie zu dienen. Wer sich der Obrigkeit widersetzte, wurde verfolgt und ermordet. Viele Meister lebten fernab der Zivilisation in den Bergen oder hinter Klostermauern, andere wurden als Ärzte und Gelehrte berühmt. Aus fast allen Jahrhunderten gibt es schriftliche Dokumente, die eine kontinuierliche Tradition des Qigong in China bezeugen. Oft waren es medizinische Werke, die Abhandlungen über Qigong eingeschlossen haben. Jiao Guorui (1988) spricht von über 200 bekannten historischen Dokumenten aus vielen Epochen.

Schon vor 1700 Jahren beschrieb der daoistische Philosoph Ge Hong in einem längeren Werk die Technik, wie eine Schildkröte zu atmen, mittels der man das Leben verlängern kann. Ein bekanntes klassisches Werk, das zahlreiche innere Qi-Übungen zusammenfasst, heißt *Das Mark des Roten Phönix* und wurde vor rund 400 Jahren geschrieben. Darin werden Qi-Techniken wie das Regulieren des Qi, das Zirkulieren des Qi, das Schlucken des Qi, die Übertragung von Qi und die 6 heilenden Laute beschrieben, außerdem mehrere Daoyin-Methoden und grundlegende Techniken zur inneren Alchemie. Damit ist die Suche nach Erlangung von Unsterblichkeit gemeint, die zu komplexen Anweisungen über die bewusste Energielenkung im Körper und die geistige Höherentwicklung geführt hat. Wer mehr darüber und über die Geschichte des Qigong im allgemeinen nachlesen möchte, dem empfehle ich *Das Mark des Roten Phönix* von Catherine Despeux (1995) sowie die ausführlichen Bücher von Jiao Guorui *(Qigong Yangsheng, Das Spiel der 5 Tiere* und *Die 8 Brokatübungen).*

Die meisten Qigong-Traditionen wurden über viele Generationen hinweg mündlich weitergegeben. Diese Geheimhaltung bewirkte einen Schutz vor Missbrauch der Übungen. Erst im vorigen Jahrhundert ist Qigong zu einer öffentlichen Erscheinung geworden. Ein berühmter Meister der Neuzeit war Wang Xiangzhai, der verschiedene Kampfkünste trainierte, vor allem aber »Stehen wie ein Pfahl« oder wie ein Baum *(Zhan Zhuang Gong).* Mitte der 1940er Jahre rief er in einer chinesischen Zeitung öffentlich dazu auf, zu ihm nach Beijing (Peking) zu kommen, um den Versuch zu unternehmen, ihn umzuwerfen. Doch niemand schaffte es, ihn zu bezwingen, so tief reichten seine Wurzeln in die Erde. Mein Lehrer Prof. Jiao Guorui hatte das Glück, noch persönlich bei diesem legendären Meister lernen zu können.

1.3. Qigong im modernen China

Von 1955 an wurde der therapeutische Nutzen von Qigong offiziell von den chinesischen Behörden anerkannt, damals allerdings nur als eine

Art von Atem-Therapie. Während der sogenannten Kulturrevolution (1966–78) wurde die Ausübung von Qigong massiv unterdrückt. Nur an wenigen Stellen wie dem Badeort Beidahe, der eine bekannte Klinik aufwies, in der Qigong zur Therapie von Krankheiten angewendet wurde, durfte es weiter ausgeübt werden. Viele bekannte Qigong-Meister wurden in entlegene Regionen verbannt, zu harter körperlicher Arbeit gezwungen, und nicht wenige kamen dabei zu Tode. Andere entgingen diesem Schicksal durch die rechtzeitige Flucht ins Exil.

Bald nach dem Ableben von Mao Zedong begann Ende der 70er Jahre eine Phase politischer Liberalisierung unter dem neuen Parteiführer Deng Xiaoping. Damit konnte Qigong in seiner ganzen Vielfalt wieder hervortreten und wurde bald zu einer Massenbewegung wie nie zuvor. Millionen von Chinesen begannen öffentlich in Parkanlagen und auf großen Plätzen gemeinsam zu üben. Alte Übungen wurden wieder praktiziert, und zahlreiche neue wurden erstmalig in der Öffentlichkeit unterrichtet. Dabei gab es im Laufe der Jahre durchaus gewisse Modeströmungen.

Der »**Fliegende Kranich**« wurde ab 1980 zu einem sehr populären Übungssystem (vgl. Schillings, Hinterthür 1989). Bei dieser Übung gibt es 5 Abschnitte mit den typischen Bewegungsmustern eines Kranichs, der in China ebenso wie die Schildkröte ein Symbol für Langlebigkeit ist. Man findet deshalb beide häufig in den alten Kaiserpalästen als Statuen oder Bilder. Der 6. Teil des »Fliegenden Kranichs« nennt sich *Zifagong*, das heißt soviel wie Spontanbewegung. Nachdem das innere Qi durch die vorangegangenen Übungen massiv angeregt worden ist, kann der Körper nun leicht in unkontrollierte Bewegungen geraten. Es entstehen Schüttelbewegungen, Zuckungen, Stampfen sowie spontane Laute. Ein Meister geht herum und hilft dabei, das Qi zu aktivieren oder es wieder zur Ruhe zu bringen. Ich habe einmal ein Video aus den 80er Jahren über solch eine Übungsstunde gesehen und später selbst ähnliche Übungen bei mehreren chinesischen Meistern ausprobiert. Durch sie wird viel Energie freigesetzt, die vorher blockiert war. Solche Übungen sind allenfalls mit westlichen Therapieformen wie Rebirthing, Urschrei, Katharsis (Reinigung) und Trancetanz zu vergleichen. Nach ein paar Jahren wurde diese Übung von den chinesischen Behörden verboten, vermutlich weil das Ganze zu einer unkontrollierbaren Massenerscheinung zu werden drohte.

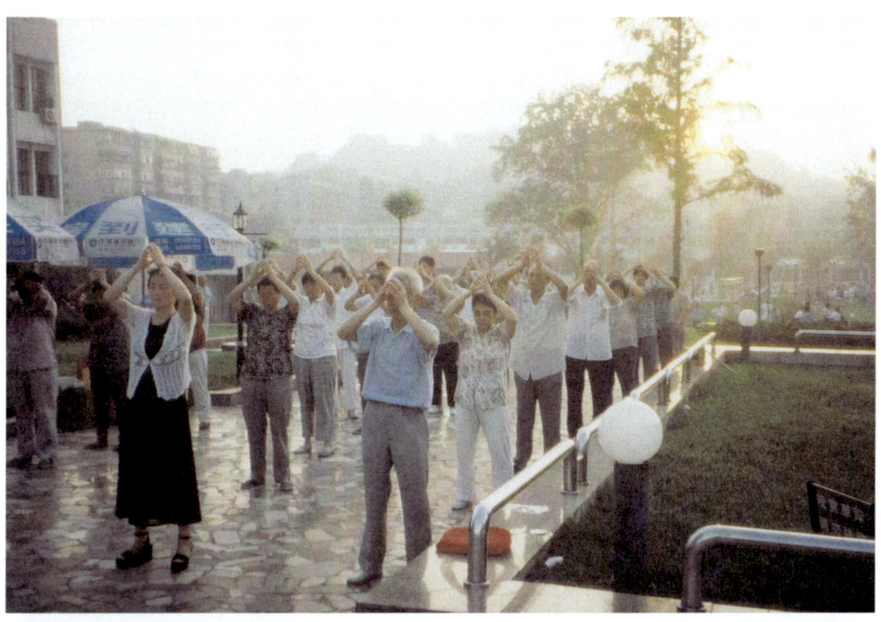

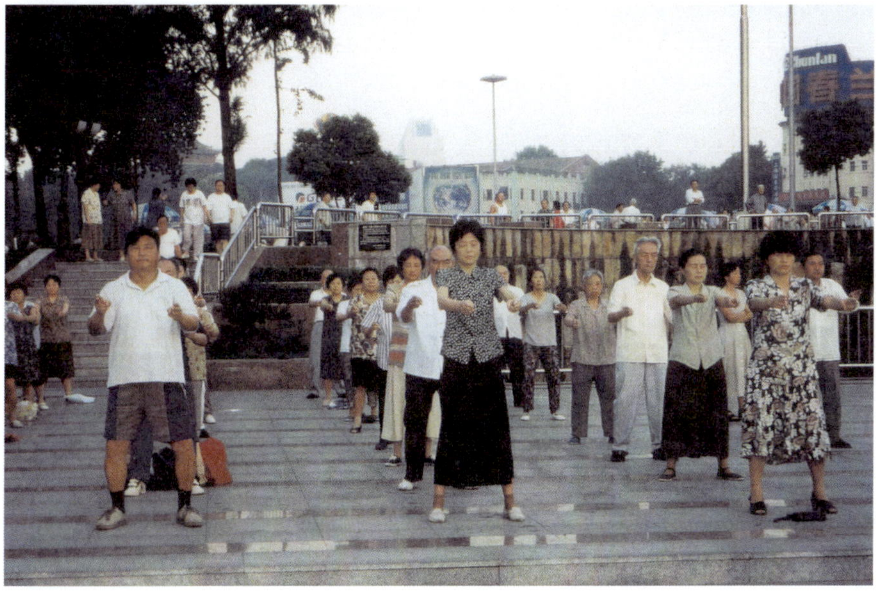

Qigong in Nanjing

Ein andere neue und ab 1980 bald weit verbreitete Übung war das »**Guolin Qigong**«, eine Übung im Gehen zur Therapie von Krebs und anderen schweren Erkrankungen. Sie stammte von einer chinesischen Ärztin namens Guo Lin, die ihre eigene Krebserkrankung damit heilen konnte und in den folgenden fast 20 Jahren ihr System vielerorts unterrichtet hat. Dabei gehen meist ältere Leute im Gänsemarsch ihre Übungsstrecke entlang und machen bestimmte Armbewegungen, verbunden mit einer rhythmischen Atmung und der Vorstellung, die Krankheit auszuleiten. Ein anderer Name für diese Übung ist *Xi-Xi-Hu,* was soviel heißt wie »Einatmen – Einatmen – Ausatmen«. Über die intensivierte Atmung wird die Reinigung des Körpers von altem, krankem Qi und die Aufnahme von neuem, gesundem Qi ermöglicht.

Eine ähnlich intensiv wirkende Übung ist das »**Fan Teng Gong**« (wörtlich übersetzt: »Methode, die es den einfachen Leuten ermöglicht zu fliegen«). Es wird in China ebenfalls zur Krebstherapie genutzt. Dabei werden wichtige Energiezentren durch wechselnde Handpositionen angeregt, und es entsteht viel Hitze im Inneren, die dabei hilft, Stauungen aufzulösen. Es gibt spezielle Abschnitte zur Entgiftung des Körpers und zur Anreicherung mit reichlich neuem Qi. Ich habe diese Übung 1999 in Bremen bei Prof. Guo Bingsen aus Nordchina erlernt (siehe Anhang 1).

Ab 1988 kam eine neue Qigong-Welle in China auf, die sich »**Duft-Qigong**« nannte. Bei dieser Übung braucht man sich nicht zu konzentrieren, sondern kann sich beim Üben mit anderen Menschen unterhalten oder das Fernsehprogramm verfolgen. Eben deswegen stand ich diesem Übungssystem, das aus insgesamt 30 (2 mal 15) Bewegungen besteht, anfangs recht skeptisch gegenüber. Nachdem ich es gelernt und für einige Zeit praktiziert hatte, konnte ich erfahren, dass die Übung eine gute Wirkung zeigt. Ich übe allerdings nicht vor dem Fernsehapparat, sondern möglichst draußen in der Natur. Bei meiner letzten China-Reise im Jahre 1998 sah ich häufig Gruppen, überwiegend Frauen, die diese Übungen praktizierten.

Ebenfalls sehr populär sind Übungen, die das Qi durch sanfte Bewegungen der Wirbelsäule anregen, wie das »**Chan-Mi-Qigong**« und der »**Schwimmende Drache**«. Der Großmeister der Chan-Mi-Schule namens Liu Han Wen soll in China ganze Sportstadien gefüllt haben mit Menschen, die dort unter seiner Anleitung übten. Ein interessantes

Buch über ihre jahrelangen Erfahrungen in China und speziell mit dieser Richtung des Qigong stammt von Ursula Stummvoll (siehe Literatur). Es beschreibt auch die 4 Basisübungen des Chan-Mi-Qigong.

Am meisten konnte man in unserer Presse wohl über das »**Falun Gong**« lesen, eine Strömung, die in China ab 1992 Millionen von Menschen erfasst haben soll. Sie steht in der Tradition des Buddhismus und hat eine eher religiöse als medizinische Ausrichtung. Letzteres war wohl der Grund für die massive Verfolgung dieser Richtung durch die chinesischen Behörden in den letzten Jahren. Als Falun-Gong-Anhänger in öffentlichen Demonstrationen gegen ihre Unterdrückung aufmerksam gemacht haben, kamen Tausende ins Gefängnis, und es gab zahlreiche Todesfälle. Da ich diese Richtung nicht näher kenne, möchte ich mich hier auf diese kurze Beschreibung der Ereignisse beschränken.

Was beinhaltet Qigong nun im Wandel der Zeiten? Im wesentlichen sind das:

- Übungen nur für den Kaiser, die niemand sonst praktizieren durfte
- Übungen in der Tradition der daoistischen und buddhistischen Klöster
- Übungen, die nur in Familien von Ärzten und anderen Gelehrten weitergegeben wurden
- Übungen zur Selbsthilfe für das einfache Volk
- Übungen zur Therapie von Krankheiten in chinesischen Kliniken
- Übungen von Millionen von Menschen in öffentlichen Parks

Im Laufe von vielen Jahrhunderten hat Qigong in China wechselvolle Phasen zwischen politischer Liberalisierung und autoritärer Repression durchlaufen und wurde dabei stetig weiterentwickelt. Heute wird Qigong offiziell an chinesischen Universitäten gelehrt und in vielen Krankenhäusern für Traditionelle Chinesische Medizin (TCM) als eine Therapieform angewendet. Es gibt zahlreiche Forschungsgruppen und wissenschaftliche Veröffentlichungen zu seiner Wirkungsweise (vgl. Kapitel 3.2). Es wird in den Schulen und Universitäten zum besseren Lernen eingesetzt, es verhilft Schauspielern, Tänzern und Sportlern zu ihren teils akrobatischen Leistungen, und es wird vermutlich auch im militärischen Sektor, in der Raumfahrt usw. genutzt. Es gibt mittlerweile eine staatliche Kontrolle darüber, wer sich als Qigong-Meister bzw. Großmeister bezeichnen darf und wer nicht, während früher die Tradition und das Wissen persönlich vom Meister auf einen oder mehrere Meisterschüler übertragen wurde.

Auf welche Weise kam Qigong nun aber nach Europa und Deutschland? Wie wurde es dort aufgenommen, angepasst und verändert? Wie und von wem kann man es lernen? Wer ist kompetent und vertrauenswürdig als Lehrer und wer nicht? – Darauf möchte ich im nächsten Abschnitt eingehen.

1.4. Qigong in Deutschland

Nach Europa kam Qigong entweder durch chinesische Meister, die im Ausland (zuerst in England) lebten, oder durch Europäer, die nach China reisten und dort längere Zeit blieben. Es entstanden Kontakte, die allmählich zu regelmäßigen Einladungen nach Deutschland, Frankreich und in andere Länder führten. Ab Ende der 80er Jahre kamen chinesische Meister aufgrund solcher Kontakte auch nach Deutschland. Einige von ihnen ließen sich hier nieder und begannen mit regelmäßigen Ausbildungen, so auch mein Lehrer Zhi-Chang Li, der seit langem in München lebt. Prof. Jiao Guorui, mein erster Lehrer, konnte auf Vermittlung der Universität Bonn für 2 Jahre nach Deutschland kommen, um hier zu unterrichten und an seinen Büchern zu arbeiten. Bis zu seinem tragischen Unfalltod 1997 kam er noch mehrfach nach Bonn. Einige dieser chinesischen Meister waren in ihrer Heimat seit langem im Gesundheitswesen tätig, was ihre Akzeptanz bei uns erhöhte. Heute gibt es mehrere Spezialkliniken in Deutschland, in denen TCM gemeinsam von chinesischen und deutschen Ärzten praktiziert wird. Dort hat auch Qigong seinen Platz in der Therapie gefunden.

Seit Beginn der 90er Jahre ist Qigong auf verschiedenen Wegen bei uns immer bekannter geworden:

- Institutionen der Erwachsenenbildung, allen voran die Volkshochschulen, bieten mittlerweile fast bundesweit Qigong-Kurse in ihren Programmen an

- Zahlreiche Krankenkassen boten bis zur Gesetzesänderung 1996 eigene Kurse an, seit 2001 bezuschussen sie nach mehrjähriger Pause wieder qualifizierte Qigong-Kurse
- Es gab seit Anfang der 90er Jahre zahlreiche Serien im Vormittagsprogramm der öffentlich-rechtlichen Fernsehsender
- Eine Vielzahl von interessanten Büchern zu diesem Thema sowie etliche Videos und Zeitschriften sind in deutscher Sprache publiziert worden
- In zunehmenden Maße bieten normale Kurkliniken Qigong-Kurse im Rahmen von Reha-Maßnahmen an
- Neuerdings verkaufen auch Fitness-Studios im Zuge des Wellness-Trends Qigong als fernöstliche Entspannungs- und Atemtechnik
- Beim Surfen durch das Internet findet man Tausende von Hinweisen auf Qigong im gesamten deutschsprachigen Raum

Wer leitet nun all die angebotenen Kurse? Meiner Schätzung nach gibt es heute um die 1000 Kursleiter und Lehrer für Qigong in Deutschland. Die meisten von ihnen durchliefen systematische Ausbildungsgänge entweder bei chinesischen Meistern oder bei deren Schülern, die eigene Ausbildungsinstitute für Qigong eröffnet haben. Manche haben ihr Wissen bei verschiedenen Lehrern und zum Teil im Ausland erworben. Für eine Anerkennung als qualifizierter Kursleiter für Qigong durch unsere Krankenkassen muss man heute mindestens 250 Ausbildungsstunden nachweisen. Das ist sicherlich nicht sehr viel, aber ein erster Ansatz zur Qualitätssicherung. Die Zahl der Ausbildungsstunden allein macht nicht die Qualität aus, dazu gehört auch die über Jahre gewonnene Erfahrung und Kompetenz durch eigenes Üben, Studium der Theorie und den Umgang mit Menschen.

Entsprechend der Vielzahl der Qigong-Übungssysteme in China (man spricht von mehreren 100) gibt es auch bei uns eine Reihe von Organisationen, die sich auf einen bestimmten chinesischen Meister berufen und versuchen, seine Lehre weiterzuvermitteln. Zwischen ihnen existierten anfangs durchaus Formen von Konkurrenz. So betonte eine mir bekannte Qigong-Lehrerin wiederholt: »*Wir* betreiben seriöses Qigong!« Und die anderen – fragte ich mich –, tun die das nicht? Seit einigen Jahren geht die Tendenz aber dahin, sich mit anderen Schulen auszutauschen und voneinander zu lernen, z. B. auf größeren Kongressen.

Einige Institutionen habe ich im Anhang 1 aufgelistet, andere finden Sie über das Internet oder das seit dem Jahr 2000 erscheinende *Taiji Qigong Journal* – eine sehr informative Fachzeitschrift für den gesamten deutschsprachigen Raum. In deren Sonderausgaben *Qigong für Einsteiger* und *Qigong im Überblick* erhält der Leser einen umfassenden Einblick in die vielfältigen Aspekte und Methoden des Qigong (vgl. Literatur).

In Deutschland wird Qigong gern als Medizinisches Qigong angeboten. Das scheint die Glaubwürdigkeit zu erhöhen, ist aber nur ein Teil des Ganzen. Denn es gibt auch Traditionen, die mehr mit den Kampfkünsten verbunden sind oder mit der geistig-seelischen Weiterentwicklung. In China wird Qigong vermehrt an Schulen und Universitäten zur Verbesserung der Lernfähigkeit eingesetzt. Vielleicht wäre dies ein neues Feld für das von der Pisa-Studie so gescholtene Deutschland, um unsere Schüler und Studenten auf ein höheres Niveau zu bringen.

Ich sehe Qigong und seine Anwendungsmöglichkeiten nach rund 15 Jahren eher noch am Anfang in unserem Land. Es ist mit Sicherheit keine vorübergehende Modeströmung, sondern eine wichtige Erweiterung im Gesundheitswesen und in anderen Bereichen. Ebenso wie Yoga und Tai Chi verhilft es den Menschen zu mehr Selbstbestimmung und Selbstverantwortlichkeit in bezug auf ihren gesundheitlichen Zustand und ihr allgemeines Wohlbefinden. Die vielfältigen Angebote für Qigong, fast wie in einem Supermarkt, bergen aber auch die Gefahr der Verwirrung und der Oberflächlichkeit in sich. Deshalb sind das Studium der Theorie und ein gründliches Üben erforderlich, wenn man wirklich Fortschritte machen möchte.

2. Die theoretischen Grundlagen

2.1. Qi – die universelle Lebensenergie

Der berühmte daoistische Philosoph Chuangzi schrieb vor über 2000 Jahren:

> *»Das Leben des Menschen ist eine Ansammlung von Qi; sammelt es sich, so entsteht Leben, zerstreut es sich, so bedeutet das Tod.«*

Die Vorstellung von Qi ist aus der chinesischen Kultur kaum wegzudenken. Erinnern wir uns daran, dass Qi sowohl Dampf, Gas und Luft bezeichnet als auch Atem und feinstoffliche Energie. Qi gibt es überall im Universum, in der belebten und unbelebten Materie. Qi gibt es in der Erde, im Wasser, in der Luft, in Kristallen, in den Pflanzen und Tieren und natürlich auch im Menschen. Aber Qi ist keineswegs auf unsere Erde mit ihrer atmosphärischen Hülle begrenzt. Die alten daoistischen Meister sprachen auch vom Qi der Sonne, des Mondes und der Sterne und versuchten sich dieses Qi nutzbar zu machen. In einer ihrer Schriften heißt es:

> *»Das Qi ist der Himmel, das, was Beziehung herstellt, das, was alles durchdringt; es ist der Wind, die Bewegung, die Verwandlungen, die Atmung, das, was leicht ist, was sich erhebt, davonfliegt, sich zerstreut, sich öffnet und strahlt, es ist das Licht.«* (beide Zitate nach Despeux 1995)

Qi kann alles durchdringen, auch Metall und Gestein, es hat eine substanzielle Kraft, aber keine spezifische Form. Der Mensch braucht ebenso wie alle anderen Lebewesen das Qi zum Überleben. Er ist mit einer Art Grundenergie ausgestattet, die ihm von seinen Eltern vererbt worden ist. Dieses sogenannte **primäre** oder **vorgeburtliche Qi** ist in den Nieren gespeichert. Außerdem nimmt er ständig neues Qi über die

Atemluft, durch die Nahrung (Essen und Trinken) und über die Haut (Licht und Wärme) zu sich. Dieses wird als **sekundäres** oder **nachgeburtliches Qi** bezeichnet. Alles zusammen bildet das »wahre Qi« *(Zhen Qi)*, das in den Leitbahnen zirkuliert.

vorgeburtliches Qi	Vererbung	Niere	Yuan Qi	Zhen Qi
nachgeburtliches Qi	Atmung (Himmel)	Lunge	Zong Qi	
	Nahrung (Erde)	Milz	Gu Qi	

Weiter lässt sich unterscheiden zwischen außen und innen. So fließt das Abwehr-Qi *(Wei Qi)* an der Oberfläche. Es hat mit der Haut zu tun und bildet eine Art von energetischem Schutz. Im Westen sprechen wir von den Abwehrkräften und dem Immunsystem. Das tiefer gelegene Meridian-Qi *(Ying Qi)* zirkuliert auf den Energieleitbahnen durch den Körper, und das Organ-Qi befindet sich auf der innersten Ebene. Es ist schwerer spürbar als Empfindungen auf der Haut oder im Bindegewebe. Für eine genauere Differenzierung von Qi verweise ich auf ausführlichere Beschreibungen (z. B. bei Jiao Guorui 1988 und Cohen 1997).

Wenn wir Qigong praktizieren, geht es einerseits darum, das Qi im Körper zu nähren und möglichst viel zusätzliches Qi zu speichern. Andererseits wollen wir die Qualität des vorhandenen Qi verbessern und verfeinern. Wir machen den Körper und seine Energiekanäle durchlässiger für den freien Fluss des Qi, indem wir innere Blockaden durch Bewegung oder geistige Vorstellung auflösen und den Körper von Giftstoffen reinigen. Gleichzeitig fördern wir den Austausch von verbrauchtem, »trübem« Qi gegen frisches, Kraft spendendes Qi aus der Umgebung.

Bei den »geschlossenen Übungen« geht es um die ungehinderte Zirkulation des Qi innerhalb des Körpers, bei den »offenen Übungen« um den Prozess des Aufnehmens und Abgebens im Austausch mit den Kräften der Natur. In jedem Fall soll durch die Übungen erreicht werden, dass unsere Vitalenergie gestärkt wird. Dafür gilt es möglichst regelmäßig zu üben, denn nur Übung macht den Meister. Qigong bedeutet nicht von ungefähr »das Qi trainieren« oder »sich erarbeiten«. Unsere Gesundheit und unser Wohlbefinden sollten es uns wert sein, dass wir uns genügend Zeit dafür nehmen.

2.2. Das Konzept von Yin und Yang

Das Konzept von Yin und Yang, von der Einheit der Gegensätze, gilt für alle Bereiche unserer Welt, im **Makrokosmos** genauso wie im **Mikrokosmos**. Wie die zwei Seiten einer Medaille können beide nicht ohne einander existieren und verhalten sich komplementär zueinander. Vom chinesischen Schriftzeichen her bedeuten Yin und Yang Schatten- und Lichthang eines Berges. Die Tabelle auf der folgenden Seite verdeutlicht die Polarität von Yin und Yang anhand zahlreicher Beispiele. Yin und Yang sind keine absoluten Begriffe, sondern bezeichnen relative Gegensätze, die sich auf bestimmte Bereiche beziehen. Ein paar Beispiele mögen dies veranschaulichen:

- Die untere Körperhälfte (Becken, Beine und Füße) ist im Vergleich zur oberen Körperhälfte Yin. Wenn wir aber nur das Bein betrachten, dann ist der Oberschenkel mehr Yang und die Unterschenkel und Füße sind mehr Yin.
- Die Muskeln sind Yin (weiter innen) im Vergleich zur Haut, aber im Vergleich zu den Knochen sind sie Yang (weiter außen).
- Die Erdoberfläche ist Yin in Relation zur Erdatmosphäre, aber Yang in Relation zum Erdinneren. Wenn man nur die thermischen Qualitäten betrachtet, ist es aber genau umgekehrt (nach innen wärmer und nach außen kälter).

Yin und Yang sind keine statischen Begriffe, sondern bezeichnen eine Bewegung der Zunahme und Abnahme. So nimmt das Yang, gemessen am Lichteinfall und an der Länge des Tages im Vergleich zur Nacht, vom 21. Dezember bis zum 21. Juni kontinuierlich zu, während das Yin abnimmt. In der anderen Jahreshälfte ist es genau umgekehrt. Dies gilt allerdings nur für die Nordhalbkugel der Erde, zu der ja auch China gehört, auf der Südhalbkugel verhalten sich Yin und Yang in bezug auf die Jahreszeiten genau umgekehrt. Die klimatische Veränderung (Wärme – Kälte) folgt der Lichteinstrahlung mit einer gewissen Verzögerung.

Tabelle 1: **Die komplementären Polaritäten Yin und Yang**

	YANG	YIN
Makrokosmos	Himmel	Erde
	Sonne	Mond
	Sommer	Winter
	Tag	Nacht
	Licht	Schatten
	Feuer	Wasser
	Energie	Materie
Zustände	Aktivität	Passivität
	Zunahme	Abnahme
	Bewegung	Ruhe
	Trockenheit	Feuchtigkeit
	Fülle	Leere
	Wärme	Kälte
	Jugend	Alter
Eigenschaften	positiv	negativ
	weiß	schwarz
	hell	dunkel
	eckig	rund
	hart	weich
	stark	schwach
	hoch	niedrig
Richtungen	Süden	Norden
	Osten	Westen
	oben	unten
	nach vorn	nach hinten
	außen	innen
	steigen	sinken
	öffnen	schließen
Mikrokosmos (Mensch)	männlich	weiblich
	Kopf	Füße
	Rücken	Bauch
	Sympathikus	Parasympathikus
	Qi	Blut
	Geist	Körper
	Frohsinn	Traurigkeit

In Europa ist es ebenso wie in China in der Regel im Januar am kältesten und im Juli am wärmsten. Winter- und Sommeranfang bilden die Extrempunkte für Yin und Yang. Frühlings- und Herbstanfang dagegen markieren die Punkte für ausgewogenes Yin und Yang.

Ganz ähnlich verhält es sich mit dem Tageszyklus. Um Mitternacht (reale Ortszeit) ist der tiefste Punkt erreicht, der kälteste Punkt ist aber oft erst kurz von Sonnenaufgang. Sommerzeit und Zeitzonen verschieben die Uhrzeit im Verhältnis zur realen Ortszeit. Die Chinesen üben Qigong am liebsten frühmorgens kurz vor und bei Sonnenaufgang. Warum? Weil das Yang um diese Zeit besonders stark zunimmt und das Yin sich zurückzieht, ist es die optimale Zeit, um die Lebenskräfte zu stärken.

Wenn wir diesen Prozess der Zunahme und Abnahme von Yin und Yang auf die 4 Himmelsrichtungen beziehen, so ergibt sich folgender Zusammenhang:

- Osten – kleines Yang – zunehmendes Yang und abnehmendes Yin
- Süden – großes Yang – Yang-Maximum und Yin-Minimum – Umkehrpunkt
- Westen – kleines Yin – zunehmendes Yin und abnehmendes Yang
- Norden – großes Yin – Yin-Maximum und Yang-Minimum – Umkehrpunkt

Ein alter Spruch bei uns heißt: »*Im Osten geht die Sonne auf, im Süden nimmt sie ihren Lauf, im Westen wird sie untergehn, im Norden ist sie nie zu sehn.*« Für die Südhalbkugel der Erde müsste man in diesem Satz Norden und Süden austauschen, Osten und Westen könnten so bleiben, wie Abbildung 2 zeigt.

Soviel zu Yin und Yang im Makrokosmos, in bezug auf Himmel und Erde. Wie verhält es sich nun im Mikrokosmos des Menschen? Während allgemein gesprochen der Himmel das Yang und die Erde das Yin repräsentiert, sollten Yin und Yang beim Menschen als einem Wesen zwischen diesen beiden Polen in Balance sein, egal ob es sich um einen Mann oder eine Frau handelt.

Im *Buch der Wandlungen (Yijing* oder *I Ging)*, einem etwa 3000 Jahre alten chinesischen Weisheitsbuch, wird das Zeichen »Himmel«

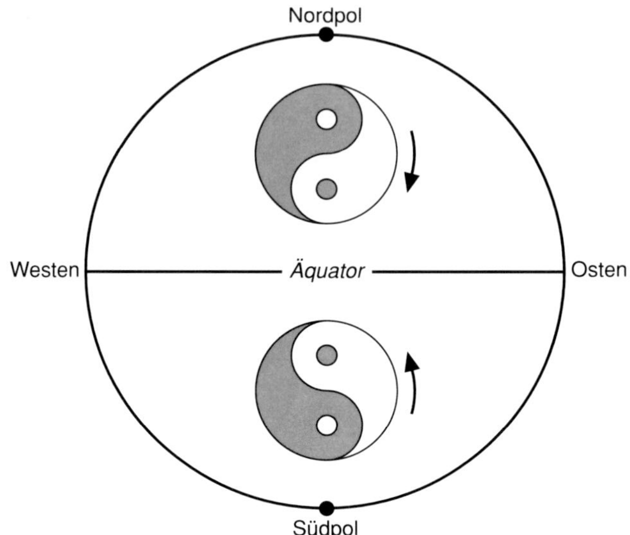

Abb. 2: Yin und Yang auf der Nord- und der Südhalbkugel der Erde

als das schöpferische und das Zeichen »Erde« als das empfangende Prinzip bezeichnet. Das erste bringt mehr die männliche (Yang), das zweite mehr die weibliche (Yin) Grundqualität zum Ausdruck. Wie aus den Bezeichnungen »himmlischer Vater« und »Mutter Erde« deutlich wird, ordnet man auch bei uns im Westen den männlichen Archetyp dem Yang zu und den weiblichen dem Yin. In der europäischen Tradition gibt es den Sonnengott Sol, der das Yang-Prinzip repräsentiert, und die Mondgöttin Luna, die für das Yin-Prinzip steht. Bemerkenswerterweise sagen wir jedoch in der deutschen Sprache: die Sonne und der Mond.

Viele chinesische Qigong-Meister unterscheiden zwischen Mann und Frau, wenn es um die Handhaltungen geht oder um die Fließrichtung des Qi bei inneren Übungen. Für Abschlussübungen wird oft angegeben: Männer legen die linke Hand zuerst auf den Bauch und die rechte darüber, Frauen genau umgekehrt. Die Erklärung dafür ist, dass bei Männern die linke Körperseite Yang ist und die rechte Yin, während bei Frauen die rechte Körperseite Yang ist und die linke Yin. Ich habe mehrfach nachgefragt, warum das denn so sei, und stieß damit auf etwas Unverständnis bei meinen chinesischen Lehrern. Darum versuchte ich meine eigenen Antworten zu finden.

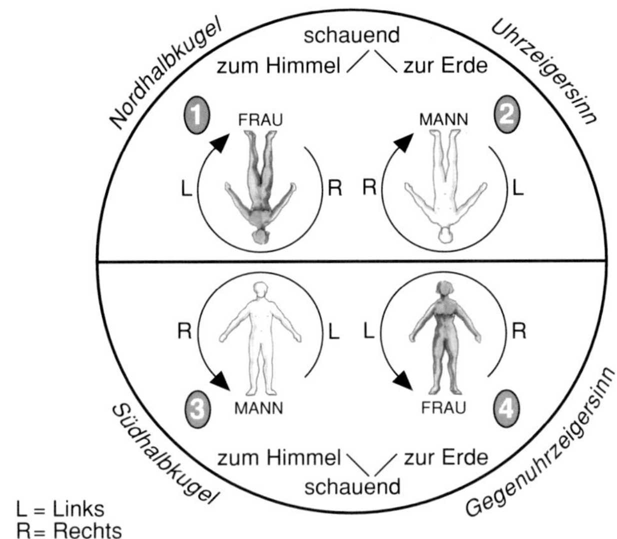

Abb. 3: Energiekreislauf bei Mann und Frau

Wie aus Abbildung 3 ersichtlich wird, zeigen bei beiden Figuren auf der Nordhalbkugel (Nr. 1 und 2) die Füße zum Norden (Yin) und der Kopf zum Süden (Yang). Die Frau ist verbunden mit dem Yin der Erde und schaut zu ihrem Gegenpol, dem Himmel, sie liegt also auf dem Rücken. Der Mann ist verbunden mit dem Yang des Himmels und schaut in Richtung Erde, d. h. er liegt auf dem Bauch. Wenn wir beide übereinander legen, haben wir das Urbild der sexuellen Vereinigung. Bei der Frau zeigt die rechte Körperseite nach Osten, dort wo das Yang zunimmt, und die linke nach Westen, wo das Yin zunimmt. Beim Mann ist es genau umgekehrt. Somit wird verständlich, dass die Energie bei Mann und Frau entgegengesetzt fließt, bei der Frau im Uhrzeigersinn und beim Mann im Gegenuhrzeigersinn, wenn man sie von vorn betrachtet. So haben wir eine Erklärung dafür, warum beim Mann die linke und bei der Frau die rechte Seite Yang ist.

Entsprechend legen Männer bei den meisten traditionellen Qigong-Übungen erst die linke Hand (Yang) auf den Bauch (Yin – innen, vorn) und dann die rechte Hand (Yin) darüber. Frauen dagegen legen die linke Hand (Yin) über die rechte Hand (Yang), also auch in der Reihenfolge Yin – Yang – Yin. Bei manchen Übungen werden die Hände wie zwei

Schalen übereinander gelegt oder vor dem Bauch gefaltet (vgl. Kapitel 6.1). Dann gilt immer dasselbe Prinzip: Bei Männern ist die linke Hand oder der linke Zeigefinger oben und bei Frauen unten. Andere Übungen machen beim Kreisen der Hände um den Nabel bzw. beim Kreisen des Qi im Inneren des Bauches einen Unterschied: 9mal oder 36mal im Gegenuhrzeigersinn kreisen und 6mal oder 24mal im Uhrzeigersinn. Nach dem *Buch der Wandlungen* steht die Neun für das Yang und die Sechs für das Yin.

Bei meinen eigenen Überlegungen habe ich nun jeweils zwei Figuren so auf die Erdoberfläche gelegt, dass entweder beide zum Himmel schauen (Nr. 1 und 3) oder beide zur Erde (Nr. 2 und 4, siehe Abb. 3). Der Unterschied liegt diesmal darin, dass ein Mensch auf der Nordhalbkugel der Erde liegt und der andere auf der Südhalbkugel. Beide zeigen mit dem Kopf zum Äquator (Yang – Feuer, Hitze) und mit den Füßen zu den Polen (Yin – Wasser, Kälte). Es wird offensichtlich, dass auf der Nordhalbkugel die Energie im Uhrzeigersinn und auf der Südhalbkugel im Gegenuhrzeigersinn fließt (siehe Abb. 2). Die Erklärung hierfür liegt in der unterschiedlichen Polarität der Magnetfelder unserer Erde.

Eine Ursache für die unterschiedliche Links-Rechts-Polarität lässt sich also im Mikrokosmos (Mann und Frau) finden und eine andere im Makrokosmos (Nord- und Südhalbkugel der Erde). Ebenso wie Yin und Yang sind Mikro- und Makrokosmos relative Begriffe, wie die folgende Tabelle zeigt.

Tabelle 2:

Makrokosmos	**Mikrokosmos**
gesamtes Universum	unsere Galaxie (Milchstraßensystem)
unsere Galaxie	unser Sonnensystem
unser Sonnensystem	die Erde
die Erde (Tag und Nacht, Sommer und Winter)	der Mensch (Organe, Gehirn, Meridiane)
der Mensch	Zellstruktur, genetischer Code
Körperzellen, DNS	Atome und deren kleinste Teilchen

2.3. Die Lehre von den 3 Schätzen

Die alten Daoisten haben ihre eigene Schöpfungsgeschichte entwickelt. Sie sagten sinngemäß:

> *»Aus dem Nichts entsteht die Eins, aus der Eins wird die Zwei, aus der Zwei wird die Drei, und aus der Drei entstehen die zehntausend Dinge dieser Welt.«*

Aus dem Nichts entstand Etwas, dieses Etwas befand sich im ursprünglichen Zustand der Ruhe. Dann teilte es sich in zwei gegensätzliche Aspekte (Yin und Yang), und so entstanden Bewegung, Entwicklung, Zunahme und Abnahme. Wenn zwei gegensätzliche Dinge zusammenkommen, dann kann etwas neues Drittes geboren werden – wie bei der Zeugung eines Kindes gemeinsam durch männliche und weibliche Energien und Substanzen. Wenn dies einmal erreicht ist, kann die ganze Vielfalt der Welt entstehen.

Die bekannteste Dreiteilung in der daoistischen Philosophie ist das Konzept von **Himmel, Erde** und **Mensch.** Der Himmel über uns repräsentiert das Yang – von dort kommt die Wärme der Sonne, die Energie des Feuers. Die Erde unter uns steht für das Yin – sie nährt uns wie eine Mutter, sie fühlt sich eher kühlend an und sammelt das Wasser in sich. Im Menschen, der zwischen diesen beiden Polen steht, sollen Yin und Yang in ausgewogenem Maße vorhanden sein. Der Mensch wiederum kann auch in Himmel, Erde und Mensch eingeteilt werden. Zum Himmel im Menschen gehören Kopf und Hals, zur Erde Becken, Beine und Füße. Alles, was dazwischen liegt (Brust, Bauch, Arme und Hände), gehört zum Bereich Mensch im Menschen.

Analog dazu gibt es wichtige Energietore in uns: ein Himmelstor oben am Scheitel, zwei Erdtore etwa in der Mitte der Fußsohlen und zwei Menschentore in der Mitte der beiden Handflächen. Mit den letzteren nehmen wir energetisch Kontakt zu anderen Menschen auf, wenn wir uns die Hände schütteln. Mitunter wird der Dammpunkt als weiteres Erdtor bezeichnet und der Punkt Brustmitte als weiteres Menschentor. Alle diese Punkte spielen auch in der Yoga-Lehre von den Chakren eine herausragende Rolle (vgl. Kapitel 2.6).

- Himmelstor = der Akupunkturpunkt *Baihui* (»hundert Verbindungen« oder Lenkergefäß 20)
- Erdtore = die Akupunkturpunkte *Yongquan* (»sprudelnde Quelle« oder Niere 1) sowie *Huiyin* (»Zusammenkunft des Yin« oder Dienergefäß 1)
- Menschentore = die Akupunkturpunkte *Laogong* (»Palast der Arbeit« oder Herzbeutel 8) sowie *Tanzhong* (»Brustmitte« oder Dienergefäß 17)

Die alten Daoisten hinterließen uns auch folgenden Satz:

> *»Drei Schätze gibt es im Himmel – Sonne, Mond und Sterne, drei Schätze gibt es auf der Erde – Feuer, Wasser und Wind, und drei Schätze gibt es im Menschen – nämlich Jing, Qi und Shen.«*

Jing wird oft mit Essenz übersetzt und entspricht der unteren Ebene. Es repräsentiert das eher Substanzielle im Menschen. Im engeren Sinne ist damit die Kraft der Fortpflanzung von Samen und Eizelle gemeint und damit auch die angeborene Konstitution. Im weiteren Sinne prägt es die stofflichen Strukturen im Menschen. Würde man die Ebene des Materiellen im Körper wiederum dreiteilen, dann würden die Knochen zur untersten, d.h. grobstofflichsten Ebene gehören, die inneren Organe und die Blutgefäße zur mittleren Ebene und das Nerven- und Drüsensystem zur oberen, d.h. zur relativ feinstofflicheren Ebene im Materiellen.

Qi steht für die mittlere Ebene, die keine materiellen Strukturen hat. Es ist jedoch als feinstoffliche Energie spürbar und auch teilweise in seiner Wirkung messbar. Dazu gibt es zahlreiche wissenschaftliche Versuche, bei denen u.a. Veränderungen im Hautwiderstand und in der Gehirntätigkeit (EEG) gemessen worden sind (vgl. Kapitel 3.2). Die Meridianlehre und die darauf basierende Akupunktur funktionieren auf dieser Ebene, erklären aber nur einen Teil davon.

Shen steht für die obere Ebene, für den Geist, welcher über die Kraft von Gedanken und Vorstellung *(Yi)* auf Qi und Jing, auf die körpereigenen Energien und damit auch auf die stofflichen Strukturen des Körpers Einfluss nimmt. Da das Gehirn nach der TCM in enger Verbindung zum Herzen steht, gehört auch die Wirkung der feineren Gefühle wie

Liebe und stille Freude zu dieser Ebene. Neuere Forschungsergebnisse im Westen bestätigen einen engen neurologischen Zusammenhang von Herz und Gehirn.

Ein bildhafter Vergleich: Jing, Qi und Shen beim Autofahren

Ein Beispiel, das ich gelesen habe, erhellt auf einfache Weise das Zusammenspiel von Jing, Qi und Shen. Zum Autofahren braucht man ein Auto mit Motor, Reifen und Lenkrad. Um es zum Fahren zu bringen, braucht man auch noch Benzin, Öl und Wasser. Wie Knochen, Muskeln und Blut gehört all dies zur materiellen Ebene, zum Jing. Jetzt wird ein energetischer Impuls gebraucht, damit etwas in Bewegung kommt. Wenn der Zündfunke überspringt, beginnt der Motor zu laufen und das Qi des Autos ist in Aktion. Aber wohin soll das Auto fahren? Dazu wird die geistige Aufmerksamkeit, das Shen des Fahrers, benötigt, der das Auto dorthin lenkt, wohin er möchte.

Ebenfalls zur Dreiteilung in Himmel, Erde und Mensch gehören die Konzepte vom dreifachen Erwärmer und von den drei Dantians, auf die im übernächsten Abschnitt näher eingegangen wird.

2.4. Die 5 Wandlungsphasen

Häufig liest oder hört man von den chinesischen 5 Elementen. Das ist etwas verwirrend, da hier nicht die Elemente als materielle Bestandteile unserer physischen Welt gemeint sind wie im klassisch-griechischen Konzept von Feuer, Wasser, Luft und Erde. Im alten China hat man nach einem System der Entsprechungen gesucht. Ähnlich wie Yin und Yang stehen die 5 Wandlungsphasen Holz, Feuer, Erde, Metall und Wasser für bestimmte Aspekte und Qualitäten, die sich im Großen wie im Kleinen zeigen, im weiten Universum genauso wie im einzelnen Menschen, in den äußeren Einflüssen wie Wettergeschehen und Nahrungsmitteln ebenso wie in den inneren Organen, in Gefühlszuständen und moralischen Werten. Die folgende Tabelle möge dies verdeutlichen.

Tabelle 3: **Die 5 Wandlungsphasen**

	Holz	Feuer	Erde	Metall	Wasser
Zyklusstufe	Anfang	Wachstum	Höhepunkt	Verfall	Stillstand
Yin – Yang	kleines	großes	Balance	kleines	großes
	Yang	Yang		Yin	Yin
Jahreszeit	Frühling	Sommer	Spätsommer	Herbst	Winter
Tageszeit	Morgen	Mittag	Nachmittag	Abend	Nacht
Klima	Wind	Hitze	Feuchtigkeit	Trockenheit	Kälte
Himmelsrichtung	Osten	Süden	Mitte	Westen	Norden
Fengshui-Richtung	links	vorne	Zentrum	rechts	hinten
Fengshui-Symbol	Drache	Phönix	Schlange	Tiger	Schildkröte
Farbe	grün	rot	gelb	weiß	schwarz
Spiel der 5 Tiere	Hirsch	Affe	Bär	Kranich	Tiger
Speicherorgan	Leber	Herz	Milz	Lunge	Niere
Hohlorgan	Gallenblase	Dünndarm	Magen	Dickdarm	Blase
Körperteil	Sehnen	Gefäße	Muskeln	Haut	Knochen
Sinnesorgan	Auge	Zunge	Mund	Nase	Ohr
Wahrnehmung	sehen	sprechen	schmecken	riechen	hören
Flüssigkeit	Tränen	Schweiß	Speichel	Schleim	Urin
Gefühl	Ärger	Freude	Sorgen	Traurigkeit	Angst
	Wut, Zorn	Begierde	Grübeln	Kummer	Schreck
Ausdruck	schreien	lachen	singen	weinen	stöhnen
Leitgedanke	Milde	Begeisterung	Vernunft	Gerechtigkeit	Mut
	Toleranz	Intuition	Stabilität	Vertrauen	Bescheidenheit
Geschmack	sauer	bitter	süß	scharf	salzig
Getreide	Weizen	Roggen	Hirse	Reis	--
	Grünkern	Buchweizen	Mais	Hafer	–
Gemüse	Sprossen	Chicoree	Möhren	Zwiebeln	Bohnen
Fleisch	Huhn, Ente	Lamm	Rind	Wild, Pute	Fisch
Milchprodukt	Joghurt	Ziegenkäse	Butter	Schimmelkäse	–
Obst	Orange	Pampelmuse	Pfirsich	–	–
Gewürz	Petersilie	Rosmarin	Zimt	Curry	Salz
Getränk	Weißwein	Kaffee	Apfelsaft	Schnaps	Mineralwasser

Es gibt zwei unterschiedliche Konzepte, wie man diese 5 Wandlungsphasen in eine Struktur und gegenseitige Abhängigkeit bringen kann. Das **ältere Konzept** ergibt sich aus der schon erläuterten Theorie von Yin und Yang und den 4 Himmelsrichtungen. Hier stehen sich Feuer und Wasser als Gegensätze gegenüber so wie Sommer und Winter, wie Tag und Nacht. Das Feuer steht als Symbol für die Hitze des Südens und das Wasser für die Kälte des Nordens. Das Holz repräsentiert das zunehmende Yang des Frühlings und des Morgens und das Metall das zunehmende Yin des Herbstes und des Abends. Holz ist ein Bild für die Aufwärtsbewegung der Sonne im Osten und für das Wachstum der Pflanzen im Frühjahr, während Metall ein Bild für die Abwärtsbewegung der Sonne im Westen ist und für den Rückzug in der Natur im Herbst. Die Erde bildet das neutrale Zentrum, die Mitte auf dem Achsenkreuz der Himmelsrichtungen.

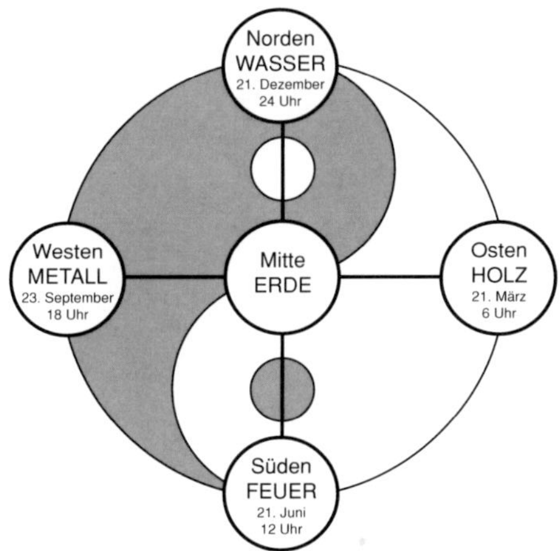

Abb. 4: Die 5 Wandlungsphasen – älteres Konzept

Dieses Konzept findet Verwendung im **Feng Shui**, der Lehre von der optimalen Gestaltung der äußeren Lebensbedingungen im Haus, in Wohnräumen, in Büros, in Gärten und sogar ganzen Stadtanlagen. Es bedeutet wörtlich übersetzt »Wind und Wasser«, hat also etwas mit den Naturkräften um uns zu tun. Eines der bekanntesten Beispiele für optimale Anwendung der Prinzipien des *Feng Shui* sind die alten Kaisergräber der Ming-Dynastie in der Nähe von Beijing.

Am besten vorstellen kann man sich das Ganze mit dem Bild eines bequemen Lehnstuhles: Die Lehne im Rücken schützt uns vor der Kälte des Nordens, links und rechts bieten die Armlehnen ein wenig Schutz zur Seite hin, und nach vorn sollte der Blick offen und frei in Richtung Süden gehen können. Konkret könnten das ein Hügel oder eine hohe Mauer im Norden sein, Bäume oder kleinere Zäune an den Seiten und ein offenes Feld, möglichst mit etwas fließendem Wasser, im Süden.

Um die Wirksamkeit dieser Theorie zu spüren, sollten Sie sich einmal verschiedene Häuser anschauen. Auch bei uns baut man, wo möglich, die offene Fensterfront, den Balkon oder die Terrasse nach Süden und eher kleine Fenster nach Norden. Ich habe aber schon Häuser gesehen, die nach Süden einen Hügel vor sich hatten und nach Norden einen Abhang mit einem Bach unten. Ich konnte eine merkwürdige Energie auf diesem Grundstück spüren. – Das Thema Feng Shui kann hier nur kurz gestreift werden. Es gibt inzwischen auch in deutscher Sprache eine Vielzahl von interessanten Büchern dazu.

Auch wenn wir Qigong üben, spielen die äußere Umgebung sowie die Himmelsrichtungen eine gewisse Rolle (vgl. Kapitel 4.2). Für das ältere Konzept der 5 Wandlungsphasen gibt es 5 Symboltiere, denen noch die entsprechenden Farben zugeordnet werden können:

- die schwarze Schildkröte für den Norden (hinten)
- der grüne Drache für den Osten (links)
- der rote Phönix-Vogel für den Süden (vorne)
- der weiße Tiger für den Westen (rechts)
- die gelbe Schlange für das Zentrum

Interessanterweise finden wir die Schlange im Yoga als Symbol für die aufsteigende Energie, also für den vertikalen Energiefluss in der Mitte. Somit ist hier der dreidimensionale Raum beschrieben (vorn – hinten, links – rechts, oben – unten).

Dieses ursprüngliche Konzept der daoistischen Schule für die 5 Wandlungsphasen beschreibt einen stabilen Zustand, aber keinen dynamischen Prozess. So hat sich das **jüngere Konzept** daraus entwickelt, das den Wandel besser erklären kann. Dabei wird die Erde aus dem Zentrum herausgenommen und in die Abfolge der anderen zwischen Feuer und Metall eingereiht, so dass sich ein Kreislauf ergibt. In diesem

Zusammenhang repräsentiert die Erde den Spätsommer, wo die Nahrungsfrüchte zur Reife kommen. Es entsteht eine Beziehung von Ursache und Wirkung zwischen den einzelnen Wandlungsphasen. Im Förderungszyklus nährt jedes Element das folgende und begrenzt im Kontrollzyklus das übernächste Element, wie in Abbildung 5 dargestellt.

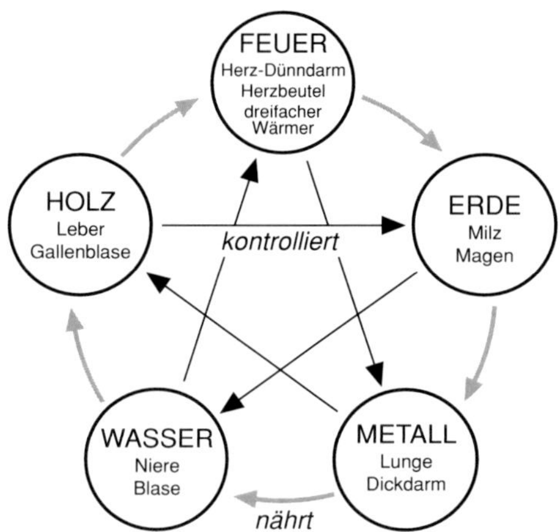

Abb. 5: Die 5 Wandlungsphasen – jüngeres Konzept mit Förderungszyklus und Kontrollzyklus

- Holz nährt das Feuer und kontrolliert die Erde – Holz braucht man, um Feuer zu machen, und Holz durchwurzelt die Erde, z. B. stabilisieren Bäume steile Hänge.
- Feuer nährt die Erde und kontrolliert das Metall – Asche wird zur fruchtbaren Erde, z. B. nach Waldbränden oder in der Nähe von Vulkanen, und Feuer schmilzt das Eisen und hilft, Waffen zu schmieden.
- Erde nährt das Metall und kontrolliert das Wasser – Mineralien entstehen durch Kompression in der Tiefe der Erde, und Erde eignet sich z. B. zum Bau von Deichen und Dämmen.
- Metall nährt das Wasser und kontrolliert das Holz – Wasser sammelt sich auf den undurchdringlichen Mineralschichten der Erde und tritt an Quellhorizonten wieder aus. Axt und Säge fällen Bäume, und die Schere schneidet das Papier.
- Wasser nährt das Holz und kontrolliert das Feuer – die Pflanzen brauchen das Wasser zum Wachsen, und Wasser löscht das Feuer.

Was zunächst wie eine Art von Kinderreim erscheinen mag, gehört neben Yin und Yang zu den grundlegenden Konzepten der Traditionellen Chinesischen Medizin (TCM). In Kapitel 3.1 wird der Zusammenhang praktisch erläutert. Wie aus der obigen Tabelle ersichtlich wird, kann man die inneren Organe (jeweils ein Yin- und ein Yang-Organ), die Sinnesorgane und ihre Äußerungen, die Körperstrukturen, die Gemütszustände und ihren Ausdruck durch die Stimme sowie die verschiedenen Nahrungsmittel und Geschmacksrichtungen den 5 Wandlungsphasen zuordnen.

In der aufgeführten Reihenfolge können diese auch den Lebenslauf eines Menschen beschreiben. Das Kind wächst am stärksten (Holz), der junge Erwachsene entfaltet in allen Lebensbereichen Dynamik (Feuer), in den mittleren Jahren gelangt man zu Stabilität und Reife (Erde), im Herbst des Lebens verfestigen sich die Gelenke und oft auch die Ansichten (Metall), im hohen Alter treten Kälte und zunehmende körperliche Schwäche hinzu (Wasser). Wir finden hier eine Denkweise, die mehr Wert legt auf die komplexe Zuordnung von Aspekten, die zueinander passen, als auf lineare Zusammenhänge von Ursache und Wirkung wie in unserer westlichen Kultur.

2.5. Energiebahnen und Energiezentren

Das alte Wissen über Qigong bildet die Grundlage für die TCM und ist zugleich ein integraler Bestandteil ihrer praktischen Methoden. Beiden gemeinsam ist die Lehre von den Energieleitbahnen, die bei uns als Meridiane bezeichnet werden. Es gibt **12 Meridiane,** die jeweils paarweise links und rechts durch den Körper laufen und mit jeweils einem inneren Organ in Verbindung stehen. Sie bilden lineare Verknüpfungen von zahlreichen Einflusspunkten (Akupunkturpunkten), welche Tore zwischen dem Äußeren und dem Inneren des Körpers bilden. Über diese Punkte kann man durch Nadeltechnik, Wärmeeinwirkung, Fingerdruck oder auch durch die Vorstellungskraft Einfluss auf den Fluss des Qi nehmen (vgl. Kapitel 3.1).

Die Energiebahnen lassen sich einteilen in 6 Yin- und 6 Yang-Meridiane, wobei die ersteren den sogenannten Speicherorganen zuzuordnen sind (sie speichern Blut und Qi), die letzteren hingegen den Hohlorganen (sie leiten Substanzen durch). Die Yin-Meridiane verlaufen an den Innenseiten von Armen und Beinen sowie an der Vorderseite des Körpers, die Yang-Meridiane an den Außenseiten von Armen und Beinen sowie an der Rückseite und den Außenseiten des Körpers. Wenn man sich einen Menschen vorstellt, der die Arme hebt, dann verlaufen die Yin-Meridiane von der Erde zum Himmel und die Yang-Meridiane vom Himmel zur Erde. Dabei verlaufen nur die letzteren über den Kopf. Eine einfache Übung dazu ist die in Kapitel 5.12 beschriebene Klopfmassage.

- Hand-Yin-Meridiane (Lunge, Herz, Herzbeutel)
  von der Brust innen an den Armen entlang bis zu den Händen
- Hand-Yang-Meridiane (Dickdarm, Dünndarm, dreifacher Wärmer)
  von den Händen außen an den Armen entlang bis zum Kopf
- Fuß-Yang-Meridiane (Magen, Blase, Gallenblase)
  vom Kopf außen und hinten am Rumpf und an den Beinen entlang bis zu den Füßen
- Fuß-Yin-Meridiane (Milz, Nieren, Leber)
  von den Füßen innen an den Beinen und vorn am Rumpf entlang bis zum oberen Brustkorb

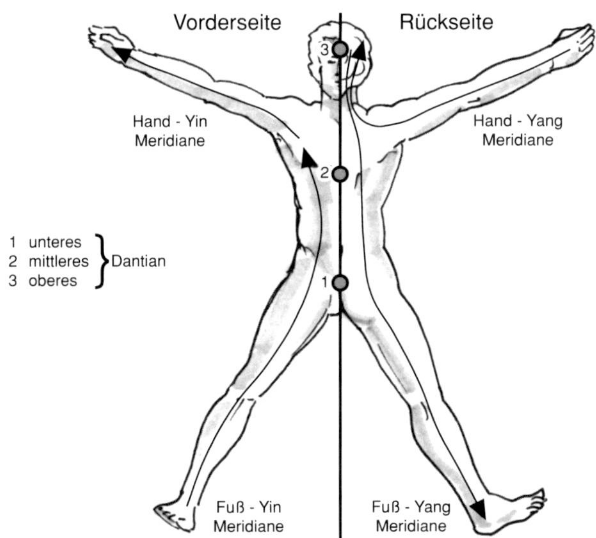

Abb. 6: Energiebahnen und Energiezentren

Außer den 12 Meridianen gibt es noch die **8 Sondergefäße**, die eine Art von Ausgleichsreservoir für das Qi bilden. Einige von ihnen spielen beim Qigong eine besonders wichtige Rolle. Der *Dumai* (Lenkergefäß) führt vom Steiß aus über den gesamten Rücken und um den Kopf herum bis zum oberen Gaumen. Der *Renmai* (Dienergefäß) geht vom Dammpunkt aus über Bauch, Brust und Hals bis unter die Zunge. Sind beide durchlässig, kann sich das Qi auf ihnen wie in einem geschlossenen Kreislauf bewegen und sich dann leichter in den 6 Yang- und 6 Yin-Meridianen verteilen. Der *Chongmai* (Zentralgefäß) verläuft tief im Inneren des Körpers und verbindet die Fortpflanzungsorgane im Unterleib mit dem Kopf, der *Daimai* (Gürtelgefäß) bildet einen horizontalen Ring in Höhe der Taille und verbindet die vertikalen Energiebahnen miteinander. Den *Dumai* bezeichnet man auch als „Meer des Yang“, den *Renmai* als "Meer des Yin“ und den *Chongmai* als „Meer des Blutes“. Alle drei haben eine Verbindung zum Essenz-Qi (*Jing*) der Nieren.

Eine Sonderrolle spielt der **dreifache Wärmer**, der einen eigenen Meridian hat, obwohl er kein inneres Organ ist. Er ist zuständig für den Stoffwechsel und die Interaktion der verschiedenen Körpersysteme. Die alten Daoisten stellten sich drei Feuer im Inneren des Körpers vor, um die Lebensprozesse durch Hitze in Gang zu halten. Sie sind vertikal übereinander angeordnet, im Brustraum, im oberen und im unteren Bauchraum. Oben ist das Atemfeuer, in der Mitte das Verdauungsfeuer und unten das Ausscheidungs- und Fortpflanzungsfeuer. Zum oberen Wärmer gehören die Organe Lunge und Herz, im weiteren Sinne auch das Gehirn, zum mittleren Wärmer gehören Milz, Magen, Bauchspeicheldrüse, Leber und Gallenblase, zum unteren Wärmer rechnen Nieren, Harnblase, Dickdarm, Dünndarm sowie die Genitalorgane. Der obere Wärmer verarbeitet das aus der Luft aufgenommene Atem-Qi, der mittlere Wärmer das aus der Nahrung aufgenommene Qi, während der untere Wärmer für das in den Nieren gespeicherte vorgeburtliche Qi zuständig ist, das uns von den Eltern vererbt wurde. Für den dreifachen Wärmer gibt es eine schöne Qigong-Übung (siehe Kapitel 5.2).

Das Herz ist dem Feuer zugeordnet, dem großen Yang, dem oberen Wärmer. Die Nieren gehören zum Wasser, zum großen Yin, zum unteren Wärmer. Der mittlere Wärmer steht wie im Bild vom Menschen zwischen Himmel und Erde für den Ausgleich von Yin und Yang. Viele traditionelle innere Übungen im Qigong zielen auf einen Ausgleich zwischen den Extremen Feuer und Wasser ab. Feuer und Hitze sollen abgekühlt werden, Wasser und Kälte dagegen angewärmt.

Eine weitere Dreiteilung finden wir im Konzept von den 3 Energiezentren – **unteres, mittleres** und **oberes Dantian.** *Dantian* wird oft mit »Zinnoberfeld« übersetzt. Zinnober galt im alten China als eine besonders wertvolle Substanz und steht hier stellvertretend für die gespeicherte Lebensenergie Qi. Dantian wäre demnach ein Ort, wo Qi gesammelt und komprimiert wird. Für diesen Prozess des Verdichtens findet man häufig das Bild einer Perle, die durch Übung zwar nicht im materiellen, wohl aber im energetischen Sinne entsteht – eine Art von Lichtkugel im Inneren. Die 3 Dantians lassen sich auch den 3 Schätzen zuordnen: Jing gehört demnach zum unteren, Qi vor allem zum mittleren und Shen zum oberen Dantian.

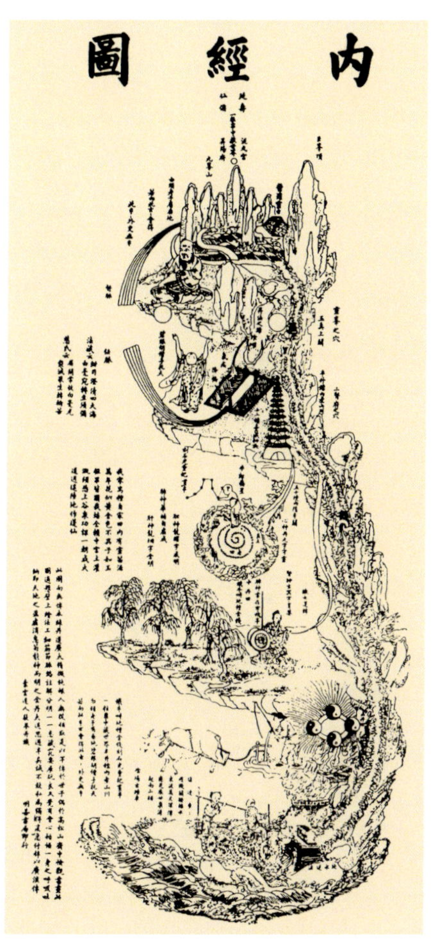

Abb. 7: Bild der inneren Leitbahnen (Neijingtu)

Diese Vorstellung geht über die Lehre von den Meridianen hinaus und damit über den Anwendungsbereich der TCM. Hier sehen wir, dass Qigong etwas Ursprünglicheres und auch Umfassenderes ist als die TCM. Im Qigong werden diese inneren Energiezentren durch kontinuierliches Üben erst richtig erschaffen und mit etwas Substanziellem gefüllt. Das bekannte »Bild der inneren Leitbahnen« *(Neijingtu)* aus dem daoistischen Tempel der Weißen Wolke in Beijing stellt eine bildhafte Anleitung zum Verständnis der inneren Prozesse dar (siehe Abb. 7).

Über die Lage der 3 Dantians

gibt es etwas abweichende Auffassungen bei verschiedenen Schulen des Qigong. Die gebräuchlichste lokalisiert das untere Dantian in der Mitte vom Unterbauch, das mittlere Dantian in der Brustmitte und das obere Dantian in der Kopfmitte (siehe Abb. 6). Einige Meister (u. a. Jiao Guorui) haben dagegen einen inneren Punkt auf Nabelhöhe als mittleres Dantian bezeichnet. Oft werden auch Akupunkturpunkte an der Vorderseite des Körpers wie *Guanyuan* (»Pforte des Ursprungs«) oder *Qihai* (»Meer des Qi«) für das untere, *Tanzhong* (»Brustmitte«) für das mittlere und *Tianmu* (»Himmelsauge«) für das obere Dantian angegeben. Das ist insofern etwas verwirrend, als die Dantians keine auf der Haut genau lokalisierbaren Energiepunkte sind, sondern größere Stellen im Inneren. Man kann ihnen auch entsprechende Punkte an der Rückseite des Körpers zuordnen.

Auch die 12 Meridiane haben alle einen inneren Abschnitt mit Verzweigungen, durch die eine Verbindung mit den entsprechenden Organen und Sinnesorganen hergestellt wird. Im Stillen Qigong übt man äußere und innere Energiebahnen, die über das bekannte Meridiansystem hinausgehen. Manche dieser Kanäle oder Bahnen stellt man sich sehr breit und mehr flächig vor als linienhaft. Dank der Vorstellungskraft und dem feinen Gespür gibt es keine Stelle im Körper, zu der wir durch bewusstes Üben nicht vordringen könnten, um sie mit Hilfe des Qi zu beeinflussen.

2.6. Qigong und Yoga

Im indischen Yoga finden wir ein ganz ähnliches Konzept der Energiezentren wie im chinesischen Qigong. Die Lage von den **7 Chakren** in der Yoga-Lehre ist fast identisch mit derjenigen der Dantians sowie weiterer wichtiger Energiezentren im Qigong. Der Begriff *Chakra* bezeichnet Räder, die sich drehen und häufig als Blüten mit einer unterschiedlichen Anzahl von Blütenblättern dargestellt werden. Im Qigong kann man sich an diesen Stellen das Taiji-Symbol (Yin-Yang) vorstellen, das ja auch ein Sich-Drehen symbolisiert. Diese Drehung kann in alle räumlichen Dimensionen erfolgen (oben – unten, links – rechts und vorn – hinten).

Entsprechend den 3 Schätzen können die 7 Chakren in 3 Gruppen eingeteilt werden: Die 3 unteren Chakren stehen für die Verbindung zur materiellen Welt, die beiden oberen Chakren für die geistige Ausrichtung und das vierte und fünfte Chakra für die Verbindung zwischen Körper und Geist. Nach der Yoga-Lehre öffnet sich das Wurzel-Chakra nach unten, zur Erde, und das Kronen-Chakra nach oben, zum Himmel. Auch in zahlreichen Qigong-Methoden wird das Öffnen und Schließen dieser beiden Energietore geübt. Wie die Dantians sind die Chakren im Inneren des Körpers liegende Energiezentren. Deshalb kann man sie sowohl mit Punkten auf der Vorder- als auch auf der Rückseite des Körpers verbinden. Ihre Lage wird in der Literatur nicht ganz einheitlich angegeben. So habe ich in der Tabelle 2 Varianten für das dritte Chakra (Nabel bzw. Solarplexus) aufgeführt.

Tabelle 4: **Energiezentren in Yoga und Qigong**

Yoga	Qigong	Akupunkturpunkte
1. Wurzel-Chakra	Dammpunkt	Huiyin = Renmai 1
2. Sakral-Chakra	unteres Dantian	Guanyuan = Renmai 4
3. Nabel-Chakra	Nabel und »Gelber Hof«	Qizhong und Zhongwan = Renmai 8 + 12
4. Herz-Chakra	mittleres Dantian	Tanzhong = Renmai 17
5. Kehl-Chakra	Kehlgrube	Tiantu = Renmai 22
6. Stirn-Chakra	oberes Dantian	Yintang (zwischen Dumai 24 + 25)
7. Kronen-Chakra	Scheitelpunkt = Himmelstor	Baihui (Dumai 20)
Fuß-Chakras	Sprudelnde Quelle = Erdtore	Yongquan = Niere 1
Hand-Chakras	Palast d. Arbeit = Menschentore	Laogong = Herzbeutel 8

Zwei wichtige Begriffe im Yoga sind **Prana** und **Apana**. Sie bezeichnen Aufnahme und Abgabe von feinstofflicher Energie. *Prana* wird häufig mit dem Begriff Qi gleichgesetzt, *Pranayama* nennt man die Atemübungen im Yoga. Genauso wichtig ist aber *Apana*, die Reinigung des Körpers von alter verbrauchter Substanz und Energie. In China hat man das als *Tuna* benannt, das Ausstoßen von alter Energie, von »trübem Qi« und die Aufnahme von neuer, reiner Energie aus der Natur. Die meisten mir bekannten Qigong-Systeme beinhalten solche Methoden des bewussten Qi-Austausches mit der Umgebung. Eine Möglichkeit davon ist es, Qigong mit Bäumen zu praktizieren (vgl. Kapitel 5.11).

Hinsichtlich der Energieleitbahnen unterscheiden sich Qigong und Yoga auf den ersten Blick. Im Qigong geht man von der Existenz der 12 Meridiane und 8 Sondergefäße aus, im Yoga dagegen von 3 Hauptbahnen: **Ida, Pingala** und **Sushumna.** Alle 3 beginnen am Steißbeinende (chin. *Weilu)*, welches auch im Qigong als Eintrittspforte in das Innere der Wirbelsäule gilt. *Sushumna* geht von dort durch den Rückenmarkskanal bis zum Scheitelpunkt hinauf, während die anderen beiden sich spiralig um jene winden und an den Nasenlöchern enden.

Die bei uns geläufigste Schule des Yoga ist das Hatha-Yoga. Die Silbe *Ha* bedeutet Sonne und *Tha* Mond. *Ida* steht für die Mond-Energie, ist schwarz und für *Apana* zuständig. *Pingala* steht für die Sonnen-Energie, ist weiß und für *Prana* zuständig. Die Parallele zu Yin und Yang ist ganz offensichtlich. Wenn beide Kanäle durchlässig sind und die Energie im Bauch-Becken-Raum stark genug geworden ist, kann die *Sushumna* wie eine Lichtsäule aktiviert werden. Die vorher schlafende **Kundalini** wird zum Leben erweckt und kann zur Steigerung aller Lebensprozesse genutzt werden – so lehren es die Yogis seit Jahrtausenden in Indien. Die *Kundalini*-Kraft wird oft bildlich als eine zusammengerollte Schlange an der Basis der Wirbelsäule dargestellt, die dazu gebracht werden soll, sich langsam aufzurichten bis zum Kopf hin. In der vertieften Übung des »Kleinen Himmelskreislaufs« aus der daoistischen

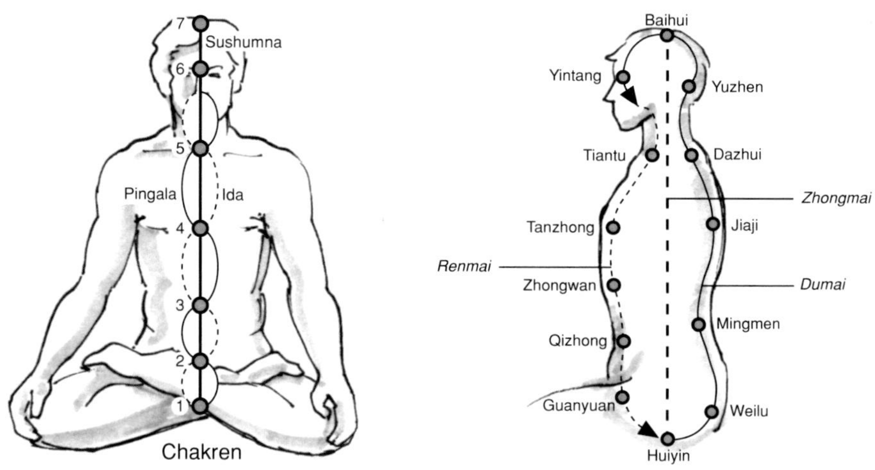

Abb. 8: Energiebahnen und Energiezentren beim Yoga und Qigong

Schule beginnen das Qi ebenso wie das zähflüssigere, eher substanzielle Jing im Inneren der Wirbelsäule aufwärts zu fließen und nähren das Gehirn – so lehrten es auch die alten chinesischen Meister. Dabei müssen sie einige Engpässe überwinden, was nur durch regelmäßiges Üben erfolgen kann.

Im einzelnen sehen die Übungspraktiken im Qigong und Yoga recht unterschiedlich aus. Im Yoga wird viel auf dem Boden geübt, im Qigong mehr im Stehen. Das mag mit kulturellen und klimatischen Besonderheiten zu tun haben. Trotz ähnlicher Grundkonzepte sollte man Qigong und Yoga nicht miteinander vermischen. Die meisten buddhistischen Qigong-Übungen (z. B. in der *Chan-Mi*-Schule) folgen dem energetischen Konzept der 3 Hauptbahnen nach den alten Yoga-Lehren, wurden aber in China durch die daoistische Tradition beeinflusst und abgeändert. So finden sich im Qigong Übungspraktiken, die sowohl von der buddhistischen als auch von der daoistischen Schule geprägt sind.

Einer meiner Lehrer sagte einmal etwas scherzhaft: Die Buddhisten streben durch ihre Praktiken nach einer besseren Wiedergeburt, während die Daoisten gleich in diesem Leben »Unsterblichkeit« und Vervollkommnung erreichen wollen. Den Hauptunterschied zwischen Yoga und Qigong sehe ich in der spirituellen Ausrichtung. Während die indischen Yogis stets danach gestrebt haben, einen transzendentalen Zu-

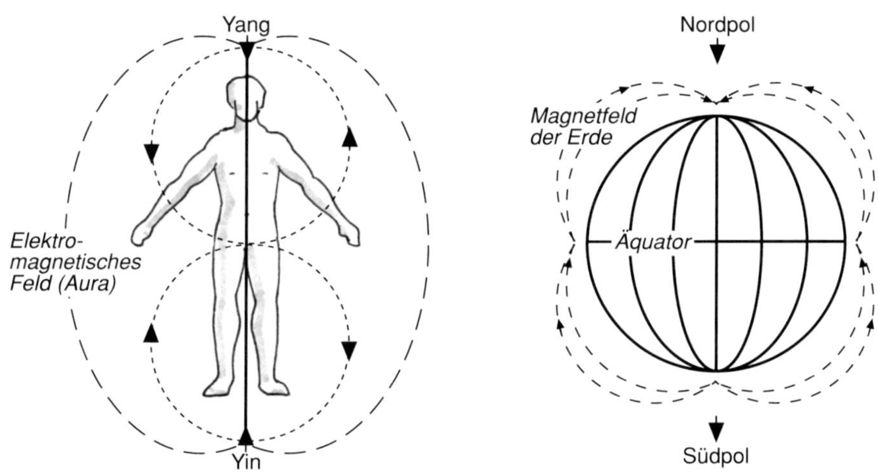

Abb. 9: Energiefeld bei Mensch und Erde

stand zu erreichen und die irdischen Dinge hinter sich zu lassen, ging es den chinesischen Meistern mehr um einen Zustand der Harmonie mit der Natur und in allen Lebensaspekten. Dies kommt schon in ihrem wichtigsten Symbol zum Ausdruck – dem runden Yin-Yang-Kreis.

Während bei der Himmelskreislauf-Übung der Daoisten die Energie auf der Rückseite des Körpers empor und auf der Vorderseite wieder hinab geleitet wird, stellt man sich im Yoga vor, dass die Energie durch die Chakren aufsteigt und im Energiefeld, der Aura, wieder zurückfließt (siehe Abb. 8). Es geht aber auch umgekehrt, wie es in vielen Qigong-Übungen beim Aufnehmen von Qi aus dem Universum praktiziert wird (vgl. Kapitel 5.3 und 6.1). Dieser Prozess funktioniert im Mikrokosmos Mensch vermutlich auf ganz ähnliche Weise wie im Makrokosmos Erde mit seinen Polen, der Erdachse, dem Äquator und dem magnetischen Gitternetz, wie es in Abbildung 9 skizziert ist. Wer sich mehr damit beschäftigen möchte, dem empfehle ich das sehr interessante Buch *Potenziale der inneren Kraft* von Dubro und Lapierre (2003).

2.7. Qigong und Naturwissenschaft

Amerikanische Forscher haben kürzlich herausgefunden, dass es im Weltraum, außerhalb unserer Erdatmosphäre, feinste Partikelchen gibt, während man früher von einer vollständigen Leere ausging. Dieser Feinstoff könnte dem entsprechen, was die alten Meister als kosmisches Qi bezeichnet haben. Auch deren traditionelle Vorstellungen über Energiebahnen und Energiezentren im Körper werden in zunehmendem Maße gestützt von Erkenntnissen der modernen Physik und Biologie. Während sich die Biologie mit biochemischen Prozessen befasst, also auf der Ebene des Materiellen bleibt, forschen Physiker weltweit über Energiefelder verschiedenster Dichte. Damit werden Phänomene wie Qi und Prana immer mehr wissenschaftlich erklärbar. Die Quanten-Physik geht sogar noch einen Schritt weiter, indem sie die Rolle des Geistes als einen Faktor mit einbezieht, der energetische Phänomene beeinflusst und damit auch Prozesse in der materiellen Welt.

Die Gesetze der modernen Physik von Materie, Energie und Information bestätigen immer mehr das traditionelle Modell der daoistischen Weltsicht. Es unterscheidet sich etwas von unserem abendländischen Konzept von Körper, Geist und Seele. Alles Materielle, zum physischen Körper Gehörige bildet darin die untere Ebene. Die Seele wird von den Chinesen als Herz-Geist bezeichnet und gehört somit ebenso wie der Geist Shen zur oberen Ebene. Die mittlere Ebene enthält alles, was zwischen Körper und Geist, zwischen Bewusstsein und Materie vermittelt. Dazu gehören alle Formen von Energie, Schwingungen und Frequenzen wie elektrische Ströme, Magnetfelder, Funksignale, Licht und Farben, Klang und Schall.

Der Übungsweg des Qigong führt zu einer Art von Verfeinerung. Er geht von der grobstofflichen Ebene des physischen Körpers und seiner genetischen Konstitution *(Jing)* zur feinstofflichen Ebene der Energie und ihrer freien Zirkulation *(Qi)*, von dort zur Klärung des Geistes *(Shen)* und von dort weiter zum Zustand der Leere. In diesem Zustand kann das *Dao* erfahren werden, das höchste Prinzip, nach Laozi »das Unaussprechliche«, welches nicht näher beschrieben werden kann. Man könnte es als eine Art von Erleuchtungszustand bezeichnen, in dem es keinen Unterschied mehr gibt zwischen dem einzelnen Individuum und der gesamten Existenz. Wie eine Erfahrung des universellen Geistes steht dieser Zustand oberhalb der Ebene des individuellen Geistes. In einer klassischen Schrift zur inneren Alchemie heißt es dazu:

> *»Die Essenz zu Qi, das Qi zu Geist transformieren und den Geist zur Leere zurückkehren lassen, das bedeutet alle Dinge zur Dreiheit, die Dreiheit zur Zweiheit, diese zur Einheit und schließlich zur Leere zurückzuführen. Hierin besteht der invers verlaufende Weg, der zur Unsterblichkeit führt.«* (nach Despeux 1995)

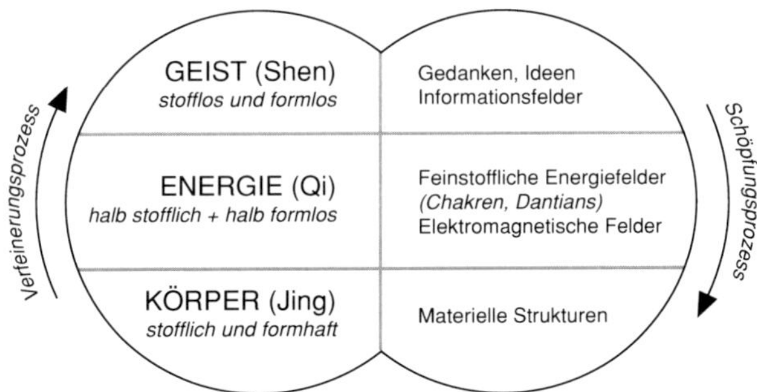

Abb. 10: Daoistisches Weltbild und moderne Physik

Kehrt man von dort Schritt für Schritt wieder zurück, vollzieht sich ein Prozess der Neu-Erschaffung und der Heilung, und es entsteht eine neue Qualität auf allen Ebenen. Der Geist harmonisiert die energetische Ebene und leitet kraft seiner Absicht und Vorstellung das Qi. Die verbesserten Schwingungen auf der mittleren Ebene helfen dabei, den physischen Körper in einen neuen Gleichgewichtszustand zu bringen. Genauso ist der Weg der Schöpfung von der Idee über Informations- und Energiefelder verschiedener Dichte bis hin zur Realisierung in der materiellen Welt. »Information« heißt ja wörtlich: etwas in eine Form bringen.

Ich erinnere dazu an das Phänomen, dass in der Menschheitsgeschichte häufig etwa zum gleichen Zeitpunkt ähnliche Entdeckungen an verschiedenen Orten unserer Erde gemacht wurden, ohne dass die Menschen direkten Kontakt zueinander hatten. Der Physiker Sheldrake erklärt dies mit seiner Theorie der »morphogenetischen Felder«, nach der Informationen aus einer höheren Dimension angezapft werden können. Demnach gibt es eine Art Resonanz von Einzelprozessen in einem größeren Informationsfeld, das unsere ganze Erde umspannt.

In dem oben bereits erwähnten Buch von Dubro und Lapierre (2003) wird eine Technik vorgestellt, die dem individuellen Körper mit seinem feinstofflichen Energiesystem ermöglicht, besser in Resonanz mit dem elektromagnetischen Feld der Erde zu schwingen. Dort wird auch erklärt, wie verändertes Bewusstsein der Menschen in Form von klaren Absichten sich auf die reale Welt, auf den Körper des Menschen, auf andere Lebewesen und die gesamte Erde auswirkt. In diesem Zusammenhang wird auch das Phänomen der Qi-Übertragung durch die Hände naturwissenschaftlich belegt.

Demzufolge strahlen die Hände Energiefelder ab, deren Qualität von Herz und Geist (Gefühle und Gedanken) beeinflusst werden. Sie erzeugen einen Resonanzeffekt in der behandelten Person. Dem liegt die Erkenntnis zugrunde, dass alle Störungen im Körper in höheren Schwingungsfeldern entstanden sind und nur auf dieser Ebene wirklich zu heilen sind. Die Wirkungskette vollzieht sich dann über gesunde Gedanken, gesunde Gefühle, stabile Energiezentren (Dantians und Chakren), freie Leitbahnen (Meridiane), harmonische elektromagnetische Felder (Nervensystem, Lebensumfeld) bis auf die Ebene der stofflichen Biologie (Organe, Knochen usw.). Ein solcher Heilprozess von den höheren zu den tieferen Ebenen transzendiert die Vorstellungen der ortho-

Tabelle 5: **Wirkungskette zwischen verschiedenen Dimensionen**

Schöpfungsprozess	Manifestationsebene	Dimension / Ebene
Gedankenfelder	universelles Bewusstsein kollektives Bewusstsein individuelles Bewusstsein	spirituelle Ebene + mentale Ebene
↓		
feinstoffliche Energiefelder verschiedener Dichte	Torsionsfelder (Aura) und Photonen-Lichtfelder (Chakren, Dantians, Akupunkte) elektromagnetische Felder	emotionale Ebene ätherische Ebene elektromagnetische Ebene
↓		
materielle Strukturen	physischer Körper	biochemische Ebene

doxen Physik und Medizin und macht selbst in der Bibel und anderswo beschriebene Wunderheilungen mehr und mehr verständlich.

Wie es scheint, übertragen Qigong-Meister bei Heilbehandlungen nicht die durch Übung in sich selbst gespeicherte Ladung von Qi, sondern sind in der Lage, sich an eine äußere Quelle unerschöpflicher Energie anzuschließen. Sie haben es gelernt, Qi aus einem größeren Energiefeld anzuzapfen, durch sich hindurchzuleiten und gebündelt auf bestimmte Punkte abstrahlen zu können. Vermutlich müssen sie sich selbst dazu in einen Zustand der Resonanz mit den sie umgebenden elektromagnetischen Feldern und noch subtileren Informationsfeldern bringen. So können sie sowohl Materie verändern als auch eine Heilwirkung erzielen. Dazu gebe ich im nächsten Abschnitt einige Beispiele.

2.8. Übernatürliche Phänomene

Als ich 1998 mit einer Gruppe nach Nanjing kam, empfing uns die chinesische Qigong-Meisterin Gu Shumei mit einer kleinen Demonstration ihrer Fähigkeiten. Sie ließ sich einen Teller bringen, zerschlug ihn in scharfkantige Porzellanscherben, um diese dann zwischen ihren Fingerspitzen zu feinem Porzellanstaub zu pulverisieren. Ich muss erwähnen, dass sie zuvor einige Minuten lang energetische Auflade-Übungen gemacht hat, wie ich sie ähnlich zuvor bei den berühmten Shaolin-Mönchen gesehen hatte. Gleich danach ließ sie uns ihre Heilkräfte spüren. Vor Reiseantritt hatte ich mir beim Schwimmen in einem kalten See ein paar Halswirbel verrenkt, was mich schon seit über einer Woche schmerzte. Meisterin Gu brauchte keine 2 Minuten, um das wieder hinzukriegen. Die Schmerzen tauchten danach nicht wieder auf. Dasselbe Resultat erzielte sie bei einer Reisegefährtin.

Was ist dabei nun eigentlich passiert? Mir hätten die Scherben sofort die Finger zerschnitten, und auch mit größter Muskelkraft könnte man sie sicher nicht zu Staub zermahlen. Durch die Einwirkung von Qi, von einer energetischen Welle oder Frequenz ist offensichtlich das innere Gefüge der Materie zerbrochen worden, so dass ihre Bestandteile nicht mehr zusammenhielten. So oder ähnlich könnte ich es mir naturwissenschaftlich erklären. Wenn man bedenkt, dass unsere scheinbar so dichte Materie größtenteils aus leerem Raum zwischen den einzelnen Elementarteilchen besteht, dann kann man es vielleicht besser verstehen.

Ähnlich spektakuläre Energie-Phänomene habe ich beim 1. »World Qigong Congress« in Hamburg im September 1999 erlebt. Bei der dortigen Gala gab es beeindruckende Vorführungen von mehreren chinesischen Meistern, die Hunderte von Zuschauern einschließlich des lokalen Fernsehteams bezeugen können. Einer dieser Meister machte zunächst Auflade-Übungen, wobei er anscheinend das gesamte Publikum mit einbezog, um dann anschließend einen elektrischen Standventilator nur durch die Ausstrahlung von Qi für 5–10 Sekunden zum völligen Stillstand zu bringen. Dazu richtete er seine Handfläche aus rund 25 Meter Entfernung auf das laufende Gerät. Vorher hatte er über dieselbe Distanz eine Blumenvase mit einer leichten Handbewegung vom Tisch gekippt. Anschließend ging er händeschüttelnd durch das begeisterte Publikum. Mein Eindruck war, dass er die hohe gebündelte Energie irgendwie wieder abgeben musste. Ein anderer, über 70jähriger Meister konnte die Lage seiner Organe so beeinflussen, dass er eine leuchtende Neonröhre vom Mund aus bis zum Magen versenken und anschließend immer noch leuchtend und unversehrt wieder herausziehen konnte.

Ich verzichte darauf, hier weitere Vorführungen detailliert zu beschreiben, die zum sogenannten »Harten Qigong« gehören. Dabei werden, kurz gesagt, Steinplatten mit großen Hämmern auf menschlichen Körpern zertrümmert, Holzlatten über Armen und Beinen zerbrochen und Eisenstäbe auf dem Kopf in ihre Einzelteile zersplittert – selbstverständlich ohne jede sichtbare Verletzungsspur. Viele Leser haben vielleicht Ähnliches live oder im Fernsehen bei den legendären Shaolin-Mönchen gesehen. Das sind sicherlich keine Tricks, sondern ein Ergebnis von jahrzehntelangem hartem Training.

Wozu das alles? – könnten wir uns im Westen mit einem Anflug von Arroganz fragen. Viele dieser martialischen Praktiken stammen aus einer Zeit, als die Klöster sich gegen Eindringlinge zur Wehr setzen mussten oder einzelne Mönche sich auf ihren Wanderungen nicht sicher sein konnten vor Wegelagerern. Zugleich sind sie eine Demonstration, wie Energie auf Materie einwirken kann, wozu immer neue Methoden ersonnen werden. In der traditionellen Ausbildung in den Klöstern oder direkt bei Qigong-Meistern wurden Fähigkeiten auf zahlreichen Gebieten vermittelt: in der Kampfkunst wie in der Heilkunst, in der Meditation wie in den schönen Künsten. Ein faszinierendes Buch dazu, das in der Zeit zwischen dem Ende des chinesischen Kaiserreiches (1911) und der kommunistischen Revolution (1949) spielt, heißt *Der Taoist von Huashan* (siehe Literatur). Darin wird solch ein klassischer Weg der Ausbildung und Einweihung beschrieben.

Bei den erwähnten Vorführungen ging es immer um die Kraft des Qi und seine bewusste Nutzung und Lenkung. In der Presse wurde auch darüber berichtet, dass Qigong-Meister Glühlampen zum Leuchten bringen, während andere mit ihrem Röntgenblick Krankheiten im Nu diagnostizieren können. Wenn solche Phänomene nach und nach wissenschaft-

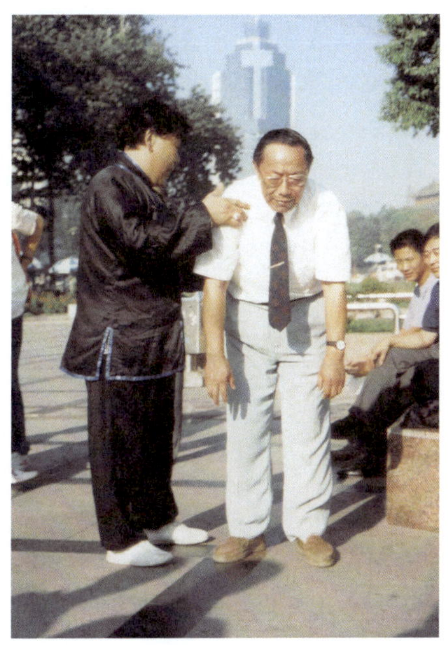

Meisterin Gu Shumei in Nanjing

lich verständlich und für uns nachvollziehbar werden, würde dies unsere Naturwissenschaften und vor allem die Medizin revolutionieren. Unsere westliche Schulmedizin hat sich lange Zeit auf den physischen Körper beschränkt und energetische Behandlungen mit Skepsis betrachtet. Unter dem Begriff »Psychosomatik« wird allerdings der Einfluss von mentalen und emotionalen Faktoren in zunehmendem Maße mit einbezogen. Schauen wir uns nun an, wie die TCM damit umgeht.

3. Die gesundheitlichen Wirkungen

3.1. Die Traditionelle Chinesische Medizin (TCM)

Die Geschichte der chinesischen Medizin hat sich fast zeitgleich mit der abendländischen Medizin entwickelt. Während Hippokrates vor rund 2400 Jahren zur Zeit der konkurrierenden Stadtstaaten im alten Griechenland seine Medizin entwickelte, entstanden Chinas Medizin-Klassiker nur wenig später in der Phase des Machtkampfes zwischen verschiedenen Kleinstaaten im nördlichen China. In beiden Regionen kam es zu einer kulturellen Blüte, in China getragen von den Ideen der rivalisierenden Geistesströmungen des Daoismus und Konfuzianismus. Während der Daoismus mehr dem natürlichen Lauf der Dinge anhing, betonte der Konfuzianismus die ordnenden Gesetzmäßigkeiten in allem. Der Buddhismus, der erst 500 Jahre später nach China gelangte, beeinflusste mit seiner Tradition der Nächstenliebe fortan ebenfalls die chinesische Medizin.

Noch heute beziehen sich chinesische Ärzte gern auf das rund 2200 Jahre alte medizinische Standardwerk *Huangdi Neijing,* das in Form eines Dialogs zwischen dem legendären Gelben Kaiser und seinen Ratgebern geschrieben ist. Vor fast 1800 Jahren entstand ein Klassiker der Akupunktur, in dem bereits 349 Punkte mit ihrer Wirkung beschrieben werden. Etwa aus dieser Zeit stammen auch die ersten ausführlichen Bücher über Kräutermedizin. In der Folgezeit blieben die Konfuzianer mit ihrer Weltanschauung der Harmonie zwischen Himmel und Erde immer stark an die Regeln des kaiserlichen Hofes mit seinem Berufsbeamtentum gebunden, während die Daoisten sich mehr mit der Naturheilkunde und den geheimen Praktiken der inneren Alchemie befassten. Viele von ihnen suchten in abgelegenen Bergregionen den Weg zur »Unsterblichkeit«. Neben der offiziellen Medizin, die an staatlichen Schulen gelehrt wurde und mehr für die Oberschicht war, entwickelte sich eine Volksmedizin mit einer breiten Palette von Methoden.

Ende des 19. Jahrhunderts hielt die westliche Medizin Einzug in China, und zwar über die Bildungselite an den Universitäten. Dadurch sah sich die chinesische Medizin, vor allem in den größeren Städten, einer neuen Herausforderung gegenüber. Nach der Gründung der Volksrepublik China wurde in den 1950er Jahren eine Kommission beauftragt, aus den vielen zerstreuten Methoden ein kompaktes System einer »Traditionellen Chinesischen Medizin« neu zu erschaffen. Damit konnte China auf eine eigenständige Tradition verweisen, die zudem viel kostengünstiger und auch auf dem Lande praktikabel war. Die sogenannten »Barfuß-Ärzte«, ausgebildet als eine Art von mobilen »Health Workers«, konnten selbst die entlegensten Regionen erreichen. Sie leisteten mit ihrer Arbeit eine medizinische Grundversorgung, die das traditionelle Wissen über Kräuter, Massage und Nadelstichtechnik integrierte.

Die **Kräuter-Medizin**, genauer die Behandlung mit pflanzlichen, zum Teil aber auch mit tierischen und mineralischen Substanzen, bildet bis heute den wichtigsten Zweig der TCM. In einer chinesischen Apotheke bekommt man in der Regel ein ganzes Bündel von sich ergänzenden, aber in der Wirkung teilweise auch begrenzenden Kräutern, Rinden, Pilzen usw. zum Aufbrühen als Gesundheitstee oder für Anwendungen direkt auf der Haut. Alles ist noch im Originalzustand und nicht pulverisiert und zu hübschen Tabletten verarbeitet, wie wir das gewohnt sind.

Bei dem Gedanken an die TCM kommt uns meistens die **Akupunktur** als erstes in den Sinn, weil sie im Westen inzwischen recht populär geworden ist. Mit der Hilfe von Nadeln können Prozesse im Körper, angefangen von Muskelverspannungen bis hin zu Organfunktionen, beeinflusst werden. Die richtige Auswahl der

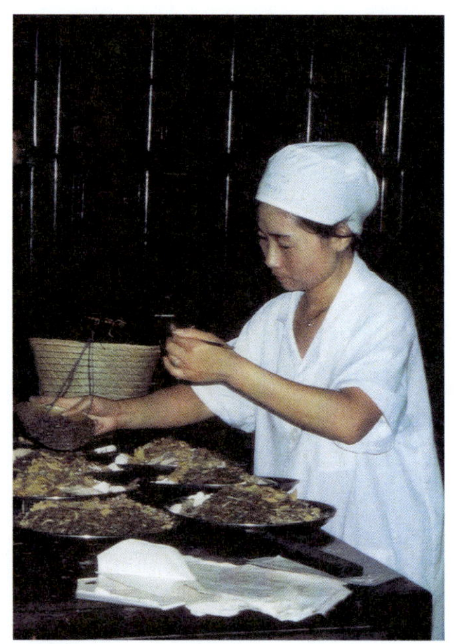

In einer chinesischen Apotheke

Punkte und die Art des Einstichs erfordern eine lange Erfahrung. Als spezielle Zweige sind, von Europa ausgehend, die Ohrakupunktur und die Elektroakupunktur entstanden. Gemäß dem westlichen Konzept von Reflexzonen können über das Ohr sämtliche Teile des Körpers beeinflusst werden. Zu erwähnen ist hier auch die **Moxibustion,** eine Wärmestimulation an Akupunkturpunkten mit Hilfe von glimmendem Beifuß.

Die chinesische Form der Physiotherapie heißt **Tuina** und basiert ebenfalls auf dem Konzept der Meridiane und Energiepunkte. Sie beinhaltet u. a. Massagetechniken und Dehnungen des Körpers. Bei uns ist der Begriff »Akupressur« als eine Fingerdrucktechnik bekannter oder die japanische Variante *Shiatsu*. Schließlich gehört auch Qigong zu den Behandlungsmethoden der TCM, sowohl als eine langfristig angelegte Selbsttherapie als auch in Form von gezielter Qi-Übertragung durch anerkannte Qigong-Heiler. Die Arbeit der letzteren ist in einigen Krankenhäusern für TCM als ganz normale Therapieform integriert.

Vor jede Therapie gehört die Diagnose der Krankheit und eine gründliche Anamnese. Dazu gehört die Befragung des Patienten und sein Gesamteindruck (Haltung, Aussehen, Stimme, Geruch), ähnlich wie bei westlich ausgebildeten Ärzten. Besonderheiten der TCM sind die ausführliche Zungen- und Puls-Diagnose, die Rückschlüsse auf krankhafte Veränderungen im Inneren zulassen. Während die westliche Schulmedizin mehr auf eine genaue Analyse einer spezifischen Krankheit und die schnelle Beseitigung ihrer Symptome aus ist, versucht die TCM aus vielfältigen Anzeichen ein Disharmoniemuster zu erkennen und hat die Wiederherstellung eines inneren Gleichgewichts zum Ziel. Erfahrungsgemäß eignet sich die westliche Behandlungsweise eher für akute Krankheiten wie z. B. Virus-Infektionen, während die TCM bei langwierigen, chronischen Erkrankungen größere Erfolge aufweisen kann. Häufig ist auch eine Kombination von beiden wie z. B. in der Krebstherapie die optimale Behandlung.

Ein Arzt, der TCM anwendet, wird zunächst versuchen, einen Patienten nach **Yin und Yang** einzustufen. Ist die Krankheit mehr innen und weisen ihre Symptome eher auf Kälte und einen Mangel (Leere) hin, so muss man entweder das Yang (die Lebensenergie Qi) stärken oder das Yin (z. B. Feuchtigkeitsansammlungen im Körper) vermindern. Ist die Krankheit dagegen mehr außen, zeigen sich Hitze und ein Übermaß

DER KÖNIG eines kleinen Staates im alten China hatte große Sorge um seinen Sohn. Dieser führte sich oft merkwürdig auf, lachte ständig vor sich hin, war unberechenbar und für die Regierungsgeschäfte gänzlich ungeeignet. Der König hatte schon zahllose Ärzte aufgesucht, doch keiner wusste Rat. Da hörte er von einem Weisen, der als Einsiedler in den Bergen leben sollte. Er ließ ihn kommen und erzählte ihm die ganze Geschichte. Der weise Alte hatte eine Idee. Er erzählte dem König von seinem Plan, ließ sich aber vorher für den Fall der Fälle Straffreiheit zusichern. Der König stimmte zu, da er keine andere Lösung mehr sah. Der Alte veranlasste nun, dass eine Einheit der Armee zum Landsitz des Königssohnes geschickt wurde, um ihn festzunehmen. Er wurde in ein dunkles Verließ gesperrt und dort 3 Tage lang ohne Angabe von Gründen festgehalten. Als man ihn wieder herausholte, war sein überdrehter Zustand vorüber, und es ließ sich wieder normal mit ihm reden. Natürlich wollte der König von dem weisen Alten wissen, wie er denn darauf gekommen sei. Ganz einfach, antwortete dieser, nach den alten Lehren löscht das Wasser das Feuer. Wenn jemand sich so aufführt wie dein Sohn, muss man ihm einen so gehörigen Schrecken einjagen, dass er es mit der Angst zu tun bekommt. Dann hört seine Verrücktheit wie von allein auf. Sprach's und wanderte zurück in die Berge.

(Fülle), so muss das übersteigerte Yang eingedämmt oder das Yin gestärkt werden (z. B. durch Ruheübungen oder eine Ernährungsumstellung). Mit Hilfe der Akupunktur können einzelne Meridiane sowohl tonisiert als auch sediert werden, d. h. entweder aktiviert man den Energiefluss, oder man kontrolliert und beruhigt ihn. Eine ähnliche Wirkung lässt sich auch mit Qigong-Übungen erreichen, die je nach Zustand etwas unterschiedlich ausgeführt werden können (vgl. Kapitel 7).

Gemäß der Theorie von den **5 Wandlungsphasen** kann derselbe Effekt mit Hilfe des Förderungs- bzw. des Kontrollzyklus erreicht werden (vgl. Kapitel 2.4). Nach der »Mutter-Sohn-Regel« wird der Funktionskreis gestärkt, der das geschwächte Organ unterstützt. Mit »Funktionskreis« ist immer ein ganzer Komplex zusammengehöriger Faktoren gemeint, nicht nur ein einzelnes Organ. Ist z. B. die Niere geschwächt und der Körper im Zustand von Kälte, kann über den Funktionskreis Lunge durch gezielte Atem-Übungen (z. B. Qigong im Gehen), durch scharf-warmes Essen und eine Entgiftung des Dickdarms neue Energie zur Stärkung der Nieren-Funktion mobilisiert werden. Das nennt man: »Die Mutter nährt den Sohn.« Ist dagegen der Funktionskreis des Herzen in einem überhitzten Zustand mit Symptomen von hohem Blutdruck, Schweißausbrüchen oder krankhafter Unruhe, dann muss nach dem Kontroll-Zyklus das Yin der Niere gestärkt werden. Das nennt man dann: »Das Wasser löscht das Feuer« oder die »Großvater-Enkel-Regel«. Der Großvater gilt im Gegensatz zur nährenden Mutter eher als streng und disziplinierend. Um dies zu verdeutlichen, dient die Geschichte von einem chinesischen Königssohn, die ich hier in meinen Worten wiedergegeben habe (siehe Kasten).

Die klimatischen Faktoren Hitze und Kälte, Feuchtigkeit und Trockenheit sowie Wind werden von der TCM als äußere Krankheitsursachen angesehen und die Emotionen Ärger, Begierde, Sorgen, Traurigkeit und Angst als innere Faktoren. Furcht in gefährlichen Situationen ist eine normale Reaktion von Körper und Geist, eine übersteigerte Lebensangst dagegen schwächt das Qi der Nieren. Vorübergehender Zorn ist manchmal heilsam, chronische Wutausbrüche oder permanent nagender Ärger dagegen schaden der Leber. Was bei uns als psychosomatische Medizin nur zum Teil akzeptiert wird, gehört in der TCM seit alters her zur grundlegenden Denkweise. Die krank machenden Faktoren werden den Funktionskreisen wie folgt zugeordnet:

Phase	**Äußerer Faktor**	**Innerer Faktor**	**Funktionskreis**
Holz	Wind	Ärger, Wut, Zorn	Leber, Gallenblase
Feuer	Hitze	Begierde, Freude	Herz, Dünndarm
Erde	Feuchtigkeit	Sorgen, Grübeln	Milz, Magen
Metall	Trockenheit	Trauer, Kummer	Lunge, Dickdarm
Wasser	Kälte	Angst, Schreck	Niere, Blase

Die körperlichen Wirkungen von Emotionen kommen in vielen unserer Redensarten gut zum Ausdruck wie z. B.: »Die Galle läuft ihm über«, »Mir fällt ein Stein vom Herzen«, »Es ist ihr auf den Magen geschlagen«, »Mir stockt der Atem« oder »Es geht ihm an die Nieren«. Holz und Feuer tendieren eher zu Yang-Erkrankungen. Deswegen heißt es: »Die Leber braucht Entspannung« und »Das Herz sucht Ruhe«. Metall und Wasser tendieren eher zu Yin-Erkrankungen. Darum sagt man: »Die Lunge braucht frische Luft« und »Die Nieren brauchen Wärme«.

Das Grundkonzept der TCM lässt sich relativ leicht begreifen, wenn man anfängt, quer zu denken, und sich fragt, was womit zusammenpasst. Dazu braucht man die Theorie von Yin und Yang und den 5 Wandlungsphasen. Während wir im Westen gewohnt sind, nach eindeutigen Ursache-Wirkung-Zusammenhängen zu fragen, hat man in China traditionell mehr in Kreislaufmodellen gedacht (wie z. B. an die Zunahme und Abnahme im Yin-Yang-Kreis oder beim Förderungs- und Kontrollzyklus). Wenn Sie tiefer in diese Materie einsteigen möchten, verweise ich Sie auf andere Bücher, z. B. von Frank (1991) und Kaptchuk (1995). Ich hoffe, dass ich Ihr Interesse hier ein bisschen wecken konnte.

3.2. Qigong als Objekt der Forschung

Einer meiner Lehrer sagte, dass Qigong als ein Geschenk Chinas an die ganze Welt anzusehen sei und nicht mehr begrenzt ist auf sein Ursprungsland. Über viele Jahrhunderte streng gehütetes Geheimwissen ist heute öffentlich zugänglich in Form von Büchern in vielen Sprachen, umherreisenden Meistern sowie durch das Internet. Das traditionelle Wissen ist von der Welle der Globalisierung erfasst worden und stellt sich der Überprüfung durch moderne naturwissenschaftliche Methoden. Mediziner, Physiker und Biologen in zahlreichen Ländern haben sich an die Erforschung der Wirkungsweise von Qigong gemacht.

Seit 1979 gibt es in China eine »Nationale Arbeitskonferenz für Qigong-Forschung«. An chinesischen Universitäten gibt es heute Ausbildungen für TCM und Qigong, die Studenten aus allen Ländern offenstehen. Eine spezielle Qigong-Universität gibt es in der Provinz Sichuan in der Nähe des Emei Shan, der als einer der 4 heiligen Berge Chinas gilt. Die Erforschung des Qigong richtet sich hauptsächlich auf folgende Bereiche:

- Therapie von Krankheiten, vor allem von chronischen Leiden, die von der westlichen Schulmedizin oft nicht zufriedenstellend behandelt werden können
- Geriatrie: die Vorbeugung gegen einen vorzeitigen Alterungsprozess und die Erhaltung der physiologischen und mentalen Funktionen auch im hohen Alter
- Sportmedizin: die Verbesserung der Leistungsfähigkeit durch natürliche Trainingsmethoden des Qigong statt durch gefährliche Stimulantien
- Mentales Training: die Verbesserung der Konzentrations- und Lernfähigkeit an Schulen, Universitäten und überall, wo Leistung gefordert ist
- Energetische Phänomene, z. B. die Funktionsweise von Qi-Übertragung durch die Hände und Methoden wie Fernheilung über Hunderte von Kilometern

Eine vergleichende Untersuchung an alten Menschen in China zeigte erheblich bessere Gesundheitswerte für die Gruppe der Qigong-Übenden in bezug auf den Blutdruck, die Funktion von Augen und Ohren, die Gedächtnisleistung und die allgemeine Krankheitsanfälligkeit (nach Jiao Guorui 1988). Andere Forschungsergebnisse haben die gesundheitsfördernde Wirkung des Qigong auf die Atemfunktion, das Verdauungssystem, auf Herzfrequenz und Kreislauf, den Stoffwechsel, den Hormonhaushalt und das Nervensystem nachgewiesen. Auch zur klinischen Anwendung von Qigong bei der Behandlung von rheumatischen und asthmatischen Erkrankungen, von Tumoren, Tuberkulose, Diabetes, Arthritis, Fehlsichtigkeit sowie Leber- und Nierenentzündungen, um nur einige zu nennen, gibt es Studien, die alle seine positive Wirkung im Heilprozess betonen.

Einige in Amerika in den 90er Jahren durchgeführte Experimente haben sich mit den elektromagnetischen und biochemischen Wirkungen von Qigong beschäftigt. Dabei wurde festgestellt, dass Personen mit ungewöhnlicher Heilkraft scheinbar aus dem Nichts heraus, nur durch die Kraft ihrer Vorstellung eine starke elektrische Ladung in ihrem Körper aufbauen konnten, die im unteren Bauchraum am stärksten gemessen wurde (nach Cohen 1997). Andere Studien stellten fest, dass die Entstehung des typischen Qi-Gefühls, eines strömenden Gefühls der

Fülle im ganzen Körper, einhergeht mit einer Zunahme der Endorphine, die den Gemütszustand positiv beeinflussen und zugleich das Immunsystem stärken.

Im »Wiener Institut für Angewandte Biokybernetik und Feedbackforschung« stellte sich der auch im Westen bekannte Qigong-Meister Mantak Chia für ein Experiment zur Verfügung. Gemessen wurde die Veränderung des Hautwiderstandes beim Praktizieren seiner Qigong-Übungen des »Healing Tao«. Erstaunt stellte der Institutsleiter Eggetsberger fest, dass seine Versuchsperson den Hautwiderstand binnen Sekundenbruchteilen von 60 auf 6000 Ohm erhöhen und auch wieder zurückfahren konnte. Ein Hautwiderstand von 6000 Ohm entspricht einem Zustand unbeschreiblicher Apathie. 60 Ohm bedeuten hingegen ein extremes Übermaß an Erregung, bei dem die meisten Menschen kurz vor einem Herzinfarkt stünden. Zum Vergleich kann ein Leistungssportler seinen Hautwiderstand innerhalb von 10–15 Minuten lediglich zwischen 200 und 300 Ohm verändern.

Im September 2003 fand in Berlin der 2. »World Qigong Congress« statt, der sich für die weltweite Förderung der Qigong-Wissenschaften einsetzte. Neben anerkannten chinesischen Qigong-Meistern nahmen Professoren aus Deutschland, Ungarn und den USA teil, die sich schon lange der Erforschung grenzwissenschaftlicher Gebiete widmen. Dabei ging es u. a. um die Entwicklungsmöglichkeiten des menschlichen Bewusstseins (als holistischer Ansatz), um die Lichtemission biologischer Organismen (Biophotonenforschung), um elektromagnetische Felder in der Erbsubstanz DNS, um die Beeinflussung von Gehirnwellen durch Qigong und um geistiges Heilen als Ergänzung zur Schulmedizin.

3.3. Qigong zur Therapie und Prävention

Gäbe es eine zuverlässige Methode, welche die zur Verfügung stehende, frei fließende Lebensenergie Qi messen könnte, dann befänden sich die meisten erwachsenen Menschen bei uns im Westen vermutlich in der unteren Hälfte. Wenn wir den gesundheitlichen Zustand eines Menschen auf einer Skala von 0–100 darstellen könnten, so wäre die Frage, wo Gesundheit aufhört und wo Krankheit beginnt. Die westliche Schulmedizin tendiert dazu, einen Zustand erst dann als Krankheit zu bezeichnen, wenn die Symptome so massiv geworden sind, dass sie die normale Leistungsfähigkeit ganz erheblich einschränken. Indikatoren dafür sind z.B. Fieber, Erbrechen, starke Schmerzen oder sogar Organversagen. Von der TCM wird ähnlich wie bei anderen naturheilkundlichen Methoden schon zu einem viel früheren Zeitpunkt festgestellt, wo etwas aus dem Gleichgewicht geraten ist und was dagegen zu tun ist. Je früher eine Behandlung einsetzt, desto besser und schneller wird der Heilerfolg sich einstellen. Je weiter die Erkrankung dagegen fortgeschritten ist, bevor etwas getan wird, desto länger und schwieriger wird die Therapie.

Nehmen wir ein Beispiel: Eine gesundheitsbewusste Frau in mittleren Jahren geht zum Arzt, weil sie sich öfter müde und ausgelaugt fühlt, ihr Appetit nachgelassen hat und sie nachts häufig aufwacht. Wahrscheinlich wird sie mit einem Medikament wieder heimgeschickt und dem Hinweis, sie solle wiederkommen, wenn sich ihr Zustand nicht bessert. Sie gehört zu den normal sensiblen Menschen, die solche Störungen im Organismus als Problem wahrnehmen. Nehmen wir an, ihr Zustand ist bei 50:50 auf der Skala für Gesundheit/Krankheit. Ein etwa gleich alter Mann, Managertyp mit viel Ehrgeiz und wenig Zeit, ist schon zu über 80% krank, fühlt sich aber mit Kaffee, Zigaretten und regelmäßigem Tablettenkonsum noch relativ fit und treibt vielleicht sogar etwas Sport in seiner Freizeit. Er bekommt plötzlich einen Herzinfarkt, den er gerade so überlebt. Sein Organismus musste sich so massiv bei ihm melden, um von ihm wahrgenommen zu werden.

Beide treffen sich später in einer Qigong-Gruppe – die Frau mehr aus Interesse und um aktiv etwas für ihre Gesundheit zu tun, der Mann, weil er in einer Reha-Klinik Qigong kennengelernt hat und ihm das weitere Üben dort dringend empfohlen wurde, um einen Rückfall zu vermeiden. Wer von beiden profitiert nun mehr von Qigong? Sicherlich beide auf ihre Weise, wenn sie kontinuierlich üben, vielleicht mit wachsender Freude und nicht nur aus Pflichtgefühl, um wieder voll leistungsfähig zu werden. Ich habe chinesische Qigong-Lehrer kennengelernt, die über den Weg einer heftigen Erkrankung überhaupt erst zu Qigong gekommen sind. Prof. Jiao Guorui beschreibt in seinem Buch *Qigong Yangsheng*, wie er selbst in jungen Jahren seine Gesundheit vernachlässigt hat und nach dem Fehlschlag verschiedenster medizinischer Behandlungen erst durch Qigong wieder richtig gesund wurde.

Qigong eignet sich sehr gut zur begleitenden Therapie vor allem bei schweren chronischen Erkrankungen. In chinesischen Krebs-Kliniken sollen die Patienten je nach Schwere der Erkrankung bis zu 6 Stunden täglich an der gemeinsamen Qigong-Praxis teilnehmen. Dies klingt ungewohnt für uns, wo man Therapie mit so hohem Selbsteinsatz kaum kennt. Wer Qigong übt, um wieder gesund zu werden, braucht keine speziellen Übungen für jedes Krankheitsbild. Fast alle Übungen zielen darauf ab, den Körper von krank machenden Faktoren zu befreien, die Selbstheilungskräfte zu aktivieren und das gesunde Gleichgewicht wiederherzustellen. Darum findet man Qigong auch bei uns in Deutschland immer mehr in Kur- und Reha-Kliniken als integralen Teil der therapeutischen Verfahren. Der große Vorteil ist, dass man zu Hause weiterüben kann, wenn das auch viel Selbstdisziplin erfordert.

Meine Erfahrung zeigt, dass Menschen mit schweren Krankheiten eine wesentlich höhere Motivation zum Üben haben als andere. Ich sage dazu gern in meinen Kursen, dass es besser ist, rechtzeitig mit Qigong zu beginnen, um die Gesundheit vorbeugend zu stärken und gar nicht erst ernsthaft krank zu werden. Eine Erkältung bekommt man vielleicht trotzdem mal, aber sie vergeht schneller, weil das Immunsystem besser funktioniert. In China ist das allmorgendliche Üben in öffentlichen Parkanlagen inzwischen zum normalen Erscheinungsbild geworden und wird sogar touristisch vermarktet. In der Regel sind es eher die mittleren und älteren Jahrgänge, die sich treffen, um gemeinsam etwas für ihre Gesundheit zu tun. Mir ist dort besonders die fröhliche Atmosphäre aufgefallen, die sicherlich auch zum Wohlbefinden beiträgt. Schade, dass es bei uns bisher kaum eine solche Alltagskultur gibt. Immerhin existieren erste Ansätze wie z. B. im Englischen Garten in Berlin oder mein VHS-Kurs »Tai Chi im Park« in Marburg, die viel Zuspruch finden.

Zu meinen Qigong-Kursen kommen ab und zu Teilnehmer, die schwere Krankheiten hatten oder noch haben. Die Mehrzahl aber kommt, um eine Methode zur Entspannung und Stressminderung zu finden. Viele berichten, dass sie nachts nicht mehr abschalten können, dass sie häufig Rücken- oder Kopfschmerzen haben oder unspezifische allergische Reaktionen. Manche kommen mehr aus Neugier oder weil es der Nachbarin gut getan hat oder weil die Tochter gehört hat, dass Qigong gut sein soll. Alle, die regelmäßig am Kurs teilgenommen haben, bekommen von den gesetzlichen Krankenkassen einen Zuschuss zur Kursgebühr in Höhe von maximal 75 Euro pro Jahr für Qigong als anerkannte Präventionsmaßnahme (Stand 2004). Wünschenswert wäre sicher eine noch größere Anerkennung für alle, die mehr Selbstverantwortung für die eigene Gesundheit übernehmen. Dies würde jedoch eine grundlegende Reformierung unseres gesamten Systems erfordern, welches sich noch immer mehr an Krankheit orientiert als an Gesundheit.

3.4. Gesunde Lebensweise in Ost und West

In diesem Abschnitt möchte ich einige grundlegende Aspekte des Lebens in unserer modernen westlichen Welt mit der fernöstlichen Kultur vergleichen, um zu schauen, was wir davon lernen können. Zwar haben sich moderne Technik und westliche Kultur auch in China immer mehr ausgebreitet, doch lässt sich eine über Tausende von Jahren fest in der Volksseele etablierte Kultur nicht einfach beiseite schieben. Insofern trifft das Folgende vielleicht nicht jedes Details, aber doch den Kern der Sache.

Bewegung und **Sport** im Westen betonen Ausdauertraining, Muskelaufbau, intensive Atmung, Leistungssteigerung und eine schöne Figur. Die Fitness-Welle bringt immer neue Modeströmungen hervor, und Extrem-Sportarten sind »in«. Neben dem Leistungs- und Breitensport sind in China die traditionellen Kampfkünste *(Wushu)* populär, die schon in der Schule geübt werden, dazu die eher ruhigen Bewegungen des Taijiquan und Qigong zur Harmonisierung von Körper und Geist. Es heißt, dass rund 10% der Bevölkerung eine dieser Methoden praktizieren. Ich habe in China auch viele große Gymnastikgruppen gesehen, die Elemente des traditionellen Übungsguts integrieren.

Für eine richtige **Ernährung** wird uns die genügende Aufnahme von Vitaminen und Mineralstoffen, auch als Zusatzpräparate, empfohlen, obwohl wir weniger ein Problem mit Mangel- als mit Fehlernährung haben (zuviel Fett, Fleisch, Zucker usw.). Moderne Diäten versprechen Schlankheit und Wohlbefinden, unterscheiden jedoch nicht zwischen verschiedenen Menschentypen. Anders in China – nach dem Motto: »Was des einen Gift, ist des anderen Medizin« helfen die traditionellen

Konzepte von Yin und Yang und den 5 Wandlungsphasen genau zu unterscheiden, was für wen förderlich bzw. abträglich ist. Durch das Essen soll das Qi gestärkt werden, damit der Körper selbstständig die fehlenden Substanzen produzieren kann. »Das Nahrungs-Qi stärkt die Mitte« heißt es dazu. Dass typische Zivilisationskrankheiten wie koronare Herzerkrankungen, Arteriosklerose und Osteoporose in China deutlich weniger vorkommen als bei uns, mag auch damit zusammenhängen, dass es statt Brot und Milchprodukten mehr gekochtes Getreide und Sojaprodukte gibt. Seit Jahren gibt es übrigens hervorragende Bücher über die chinesische Kochkunst nach den 5 Elementen auch in deutscher Sprache (z. B. Temelie 1992).

Sexualität, vor nicht allzu langer Zeit noch Tabuthema bei uns, füllt heute die Regenbogenpresse genauso wie Psycho-Ratgeber. Trotzdem bleibt sie eines des Hauptproblemfelder im menschlichen Miteinander und befindet sich im Spannungsfeld zwischen öffentlicher Vermarktung und persönlicher Frustration. Das heutige Sexualleben in China mag sich wenig von dem im Westen unterscheiden. In den alten Schriften wird aber ausführlich darauf eingegangen, wie Mann und Frau die Sexualität zur Steigerung ihrer Lebensenergie nutzen können. Techniken zur Nutzung und Transformation der sexuellen Energie spielen sowohl in den Übungen des Qigong wie auch des Yoga eine wichtige Rolle. Wie für andere Lebensbereiche empfehlen die alten Daoisten, auch hier Maß und Mitte zu finden.

Aus dem **Arbeitsleben** in unserer westlichen Welt ist der Gedanke an Leistung, Karriere und Konkurrenz kaum wegzudenken. Oft kommt ein hohes Maß an Stress dazu, eventuell auch Mobbing am Arbeitsplatz oder das Problem der Arbeitslosigkeit. All dies gibt es sicher auch im modernen China. Manches mag vielleicht noch extremer sein, z. B. mangelnde Sicherheitsstandards oder Umweltgifte. Das Idealbild der Konfuzianer und Daoisten wäre ein Arbeiten gemäß den Gesetzmäßigkeiten des Makrokosmos (Jahreszeiten, Tageszeiten und andere Naturrhythmen). Im heutigen China gibt es teilweise Arbeitspausen zum gemeinsamen Üben von Qigong.

Als erstrebenswertes **Wohnumfeld** sehen die meisten Menschen im Westen immer noch das Häuschen im Grünen an. Dabei wird zunehmend Wert auf biologische Baustoffe gelegt, während die Gefahren von Strahlungsfeldern leichtfertig abgetan werden. Der hohe Einsatz von

Technik bringt uns Vorteile, aber auch Probleme. Zusätzlich bergen ökologische Altlasten, vor allem in Billigwohnraum, große Gesundheitsrisiken. Von den alten Chinesen können wir lernen, Häuser, Räume und Gärten so zu bauen, dass das Qi frei fließen kann und wir uns daheim bzw. im Büro wohlfühlen. Die meisten China-Restaurants sind nach den Kriterien des Feng Shui (vgl. Kapitel 2.4) eingerichtet. Zahlreiche Architekten in Deutschland haben in den letzten Jahren Zusatzausbildungen als Feng-Shui-Berater gemacht. Eine harmonische Umgebung unterstützt uns auch beim Üben von Qigong und erhöht dessen Wirkung auf die Prozesse im Körperinneren.

Wenn uns die gesellschaftliche Kultur eine Art von **Leitbild** oder Ideal vorgibt, so wäre es im Westen der erfolgreiche, körperlich fitte und äußerlich kaum alternde Mensch – man denke an die ganzen Film- und Fernsehhelden. Früh lernen wir, rational zu denken, zielgerichtet zu handeln und unsere Intuition zu vergessen. Wer Qigong praktiziert, orientiert sich eher an einer gemäßigten Lebensweise, statt an Extremen wie Rastlosigkeit oder Lethargie zu leiden. Harmonie in allen Bereichen zu erschaffen, hilft uns, gesund und zufrieden älter zu werden. Dazu gehören innere Werte wie ein freundliches Wesen, das entsprechend positive Erfahrungen aus seinem Umfeld anzieht. Mit einem Lächeln im Herzen lassen sich schwierige Situationen gut meistern. Wir haben es dann gelernt, uns so anzunehmen, wie wir wirklich sind, und aus allem das Beste zu machen.

Damit können wir zur Praxis des Qigong übergehen und zunächst mit einigen grundlegenden Aspekten des Übens beginnen, ehe wir zu konkreten Übungen kommen.

4. Grundlagen für die Übungspraxis

4.1. Üben – allein und in der Gruppe

Reichlich Energie möchten alle Menschen gern haben. Regelmäßig etwas dafür zu tun, scheint jedoch für viele ein Problem zu sein. Qigong bedeutet Training der Lebensenergie. In China gibt es eine Massenkultur, die das regelmäßige Üben unterstützt. Man geht frühmorgens zu einem Übungsplatz in der Nähe und trifft dort Hunderte von Gleichgesinnten. Es gibt kleinere und größere Gruppen, die sich tagaus tagein über Jahre hinweg treffen und dort unterschiedliche Übungen praktizieren. Das erhält die Gesundheit und macht auch Freude. Eine solche Massenbewegung gibt es bei uns nicht. Dazu kommen klimatische Unterschiede: Im feuchtkalten Herbst frühmorgens im Park zu üben, könnte für die Gesundheit eher abträglich sein.

Wahrscheinlich gibt es nur an wenigen Orten in Deutschland tägliche Qigong-Treffs. In der Regel treffen sich Qigong-Übende einmal pro Woche in ihrer Gruppe, oft unterbrochen durch längere Ferienzeiten wie z. B. bei den Volkshochschulen. Meine schon länger mit mir übenden Kursteilnehmer betonen immer wieder, wie wichtig das regelmäßige Üben in der Gruppe für sie ist. Insbesondere nach der Sommer- oder Winterpause erhoffen sie sich davon einen neuen Anstoß für das eigenständige Üben daheim. Anfänger brauchen die regelmäßige Anleitung und den Austausch über ihre Übungserfahrungen in besonders starkem Maße. Einige Teilnehmer haben von Anfang an eine hohe Motivation zum Üben, was meistens mit größeren gesundheitlichen Problemen zusammenhängt.

Jüngere Leute leben häufig über ihre Kräfte hinaus und missachten die ersten Warnsignale des Körpers. So leben sie auf Kosten ihres vorgeburtlichen Qi und Jing. In mittleren Jahren geht man etwas achtsamer mit den eigenen Kräften um. Spätestens jetzt sollte ein regelmäßiges Gesundheitstraining beginnen. Ausdauersport ist sicher gut, Qigong kann noch wirkungsvoller sein. Optimal wäre eine Kombination von Bewegungstraining und Energieübungen. Qigong bietet beide Methoden: Übungen in Bewegung (z. B. das Spiel der 5 Tiere, die Brokat-Übungen oder das Wildgans-Qigong) und Übungen in Ruhe (Stilles Qigong). Für ältere Menschen ist es oft schwer, ihre Kräfte zu regenerieren. Wer erst mit über 60 Jahren mit Qigong anfängt, kann dennoch den Alterungsprozess verlangsamen und möglicherweise die biologische Uhr um ein paar Jahre zurückdrehen. Zu spät ist es niemals!

Nach der Auffassung der TCM erreichen die Lebenskräfte des Menschen mit 18–20 Jahren ihren Höhepunkt. Danach wird unweigerlich ursprüngliches Qi *(Yuan Qi)* aufgezehrt. Wie stark es verbraucht wird, hängt von der Lebensweise eines jeden Menschen ab. Ein 60jähriger, der regelmäßig Qigong übt, wirkt häufig wie ein untrainierter 40jähriger, jedenfalls was den Allgemeinzustand anbelangt. Und es gibt 80jährige, die so leistungsfähig sind wie 50jährige, die gegen ihre Natur leben.

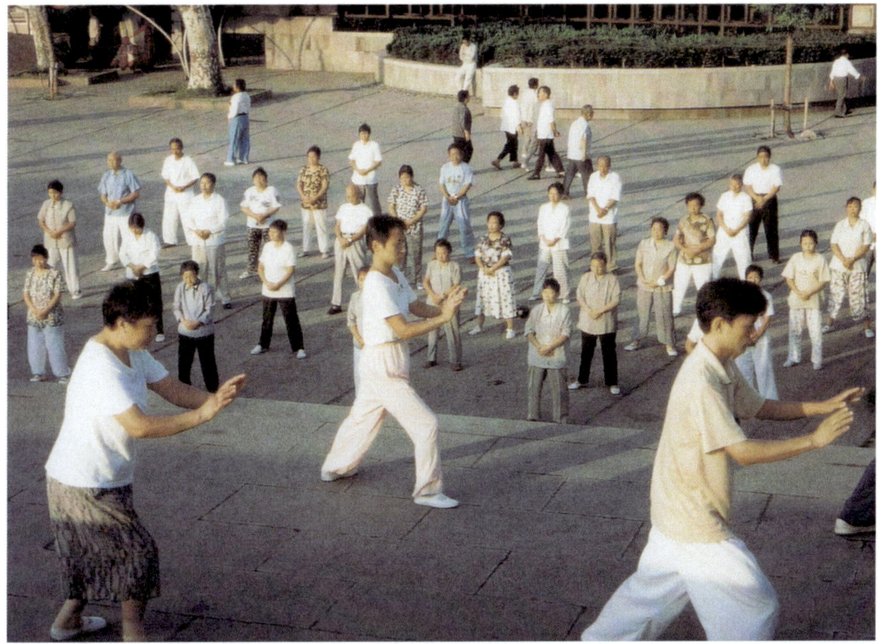

Qigong und Taijiquan in Shanghai

Wenn Sie einen guten Qigong-Lehrer gefunden haben, der sowohl kompetent als auch Ihnen sympathisch ist, gibt es wahrscheinlich auch eine Übungsgruppe, an der Sie teilnehmen können. In der Regel werden Sie die Wirkungen von Qigong beim Üben in einer Gruppe und insbesondere mit einem guten Lehrer stärker spüren, als wenn Sie allein üben. Ein Problem könnte es sein, wenn Sie Qigong in einer Kurklinik oder anderswo kennengelernt haben und in Ihrer näheren Umgebung niemanden finden, der Ihnen weiterhelfen kann. Zunächst können Sie die gelernte Übung allein weiterüben. Nach einiger Zeit wird sich die Fahrt in den nächstgrößeren Ort mit einem entsprechenden Angebot lohnen. Auch hierzulande ist Qigong inzwischen relativ weit verbreitet. Oder Sie entscheiden sich für regelmäßige überregionale Seminare.

Ein anderes Problem mag daraus resultieren, dass dort etwas ganz anderes unterrichtet wird als das, was Sie schon kennen. Für diesen Fall rate ich Ihnen, zunächst kontinuierlich bei einer Übung zu bleiben. Ich halte es für das Beste, wenn Sie regelmäßig dabei angeleitet werden. Praktizieren Sie die Übung mindestens für 3 Monate, besser noch für 6–12 Monate, weil Ihr Körper Zeit braucht, um sich an die Wirkungen zu gewöhnen. Wie lange – das hängt auch davon ab, ob Sie täglich üben oder seltener. Scheuen Sie sich nicht, später andere Übungen kennenzulernen. Das erweitert den Horizont und bringt neue Erfahrungen. Aber üben Sie bitte nicht zu vieles durcheinander zur selben Zeit. – In meinen Anfängergruppen zeige ich verschiedene einfache Übungen, von denen die Teilnehmer dann eine oder zwei für ihre eigene Übungspraxis aussuchen können. Da die Menschen verschieden sind, wählen sie je nach ihren Bedürfnissen und Vorlieben recht unterschiedlich.

Manche Menschen haben Qigong durch das Fernsehen oder durch Videos kennengelernt. Wenn es keine andere Möglichkeit gibt, ist das auch ein Weg. Dabei kann man sich aber leicht etwas Falsches angewöhnen. Oder Sie kommen in Zustände, die Ihnen etwas Angst machen und möglicherweise falsch gedeutet werden. Daher ist der direkte Weg zu einem guten Lehrer immer vorzuziehen. Für alle, die schon seit vielen Jahren Qigong üben, insbesondere wenn sie selber unterrichten, ist es sogar noch wichtiger, von Zeit zu Zeit wieder ihren Lehrer oder Meister aufzusuchen, um die eigene Qualität zu erhalten und zu verbessern.

Meine Erfahrung mit verschiedenen Übungssystemen und Lehren ist so, dass sie einander ergänzen auf dem Weg des Qigong. Wenn ich heute Übungen praktiziere, die ich vor 10 Jahren gelernt, jedoch in den letzten Jahren nur noch selten wiederholt habe, dann spüre ich eine deutlich höhere Intensität als damals. Die Praxis von anderen Übungen hatte auch eine Auswirkung auf meine alten Übungen. Jede Art von Qigong führt zu einer Verbesserung des Übungsniveaus, solange man in angemessener Weise trainiert.

4.2. Übungszeit und Übungsplatz

Wenn Sie eine Übung erlernt haben, dann sollte diese anfangs nicht zu lang und kompliziert sein, damit Sie sie regelmäßig ausführen können. Oft gibt es eine Anfangseuphorie, die schnell vorübergeht. Ich empfehle Ihnen daher, lieber mit etwas weniger (z. B. 15 Minuten am Tag) anzufangen und Schritt für Schritt zu üben. Vielleicht möchten Sie Ihre Übungszeit später freiwillig auf 30 Minuten oder länger steigern. In jedem Fall ist es so besser, als gleich mit 45–60 Minuten pro Tag anzufangen und dann nach 3–4 Wochen, wenn die ersten Schwierigkeiten auftauchen, ganz aufzuhören. Die Angabe von bestimmten Übungszeiten ist gerade am Anfang ein gute Hilfe. Dennoch sollten Sie auch etwas auf Ihr Gefühl achten und die Übung an Ihre eigenen Möglichkeiten anpassen.

Man kann im Prinzip zu jeder Tages- und Nachtzeit Qigong üben. Mittags und um Mitternacht sind die extremen Punkte im Yin-Yang-Zyklus. Morgens und abends dagegen sind Yin und Yang mehr in Balance, so dass diese Zeiten vorzuziehen sind. Die Chinesen üben nicht nur aus praktischen Gründen frühmorgens vor der Arbeit, sondern vor allem deshalb, weil das Yang-Qi bei Sonnenaufgang am meisten zunimmt und die Lebenskräfte stärkt. Bei Sonnenuntergang dagegen nimmt das Yin-Qi zu – das ist eine gute Zeit für Ruheübungen, um von der Betriebsamkeit des Alltags abzuschalten. Übungen in Ruhe kann man auch im Bett abends vor dem Einschlafen oder morgens nach dem Aufwachen praktizieren. Übungen in Bewegung eignen sich gut für kürzere Arbeitspausen tagsüber. Am besten ist es, wenn Sie einen festen Termin zum Üben in Ihren Tagesplan einbauen, denn Körper und Geist gewöhnen sich daran. Bald wird Ihnen sicher etwas fehlen, wenn Sie Ihre Übungen nicht ausführen.

Üben Sie nicht unmittelbar nach dem Essen und auch nicht, wenn Sie starken Hunger haben. Wenn Sie sehr müde sind, sollten Sie lieber schlafen, anstatt sich mit Qigong-Übungen länger wach halten zu wollen. Frauen sollten während der Menstruation nicht so viel üben und in den letzten Monaten der Schwangerschaft nur in Absprache mit kompetenten Personen. Wenn Sie krank sind, können Sie ruhig ein bisschen üben. Das hängt natürlich von der Stärke der Krankheit und Ihrem Allgemeinzustand ab. Qigong hilft dabei, den Organismus wieder in Balance zu bringen. Ich selbst habe einmal bei hohem Fieber nach einer Lebensmittelvergiftung versucht, Qi mit Hilfe meiner Vorstellung durch den Körper zu leiten und die kranken Substanzen und Energien zu vertreiben. Ich denke, es hat mir etwas geholfen. Bei chronischen Erkrankungen gilt es sowieso zu üben, um die Gesundheit zu verbessern.

Es ist förderlich, wenn Sie immer am selben Ort oder an einigen ausgewählten Plätzen üben. Ein Ort mag zu Hause sein, an einem Platz, der Sie beim Üben unterstützt – möglichst nicht am Arbeits- oder Essplatz. Vielleicht haben Sie eine Art von Meditationsecke, die ein wenig Bewegung zulässt, oder einen schönen Platz am Fenster bei einer großen Pflanze. Andere förderliche Orte mögen sich draußen in der Natur befinden, wo Sie relativ ungestört sind, im Garten, im Wald, vielleicht auch in einer städtischen Grünanlage oder am Wasser. Folgen Sie Ihrer Intuition und finden Sie den geeigneten Übungsplatz für sich.

Friedhöfe sind ruhige Orte, dennoch wird davon abgeraten, dort Qigong zu üben. Sie haben sehr viel Yin-Energie, und in China ist man um herumschwirrende Geistwesen besorgt. Plätze mit zuviel Yang-Energie sind ebenso wenig geeignet. Meiden Sie starke elektromagnetische Felder, wie z. B. die Nähe von Funkmasten und Hochspannungsleitungen, ebenso wie Zeiten, wenn es gewittert. Die dabei entstehenden Energiefelder sind sehr stark. Es ist daher besser, sich vor ihnen zu verschließen, anstatt sich wie beim Üben von Qigong innerlich zu öffnen.

Es wird allgemein davon abgeraten, bei zu starker Sonneneinstrahlung oder bei zuviel Feuchtigkeit zu üben. Zuviel Hitze schadet dem Herz und dem Kopf, und die Feuchtigkeit bremst die freie Zirkulation des Qi. Trockene Kälte stellt dagegen kein größeres Problem dar, man muss sich nur warm anziehen. Nicht von ungefähr lieben viele Menschen das Skifahren bei klarem Himmel. Bei Wind und Zugluft, auch in

Innenräumen, sollte man möglichst nicht üben, da sich das Qi dort leicht zerstreut und unser Energiesystem gestört wird. Trotzdem übe ich auch gern mal am Meer – selbst bei Wind –, wenn es die Ausnahme bleibt. Dort gleichen die stärkenden Naturkräfte des Ortes die Störung durch den Wind aus. Probieren Sie auch aus, welche Himmelsrichtung für Sie besonders förderlich ist. In manchen Büchern kann man dazu bestimmte Regeln finden. Ich würde eher dem Gefühl folgen. Man kann auch die Prinzipien des Feng Shui anwenden (vgl. Kapitel 2.4).

Viele Übungen des Qigong lassen sich wunderbar draußen in der Natur praktizieren, vor allem solche mit Bewegung. Ich gehe im Frühling und Sommer mit meinen Gruppen oft hinaus. Wir üben dann mit dem Himmel, der Erde und mit Bäumen. Mit der Zeit fühlen sich die Teilnehmer auch von ein paar Passanten nicht mehr so gestört. Für Ruheübungen empfiehlt sich dagegen ein geschützter Raum, in dem man nicht gestört wird. Stellen Sie sicher, dass das Telefon, die Hausklingel und die lieben Mitbewohner Sie nicht beim Üben aufschrecken.

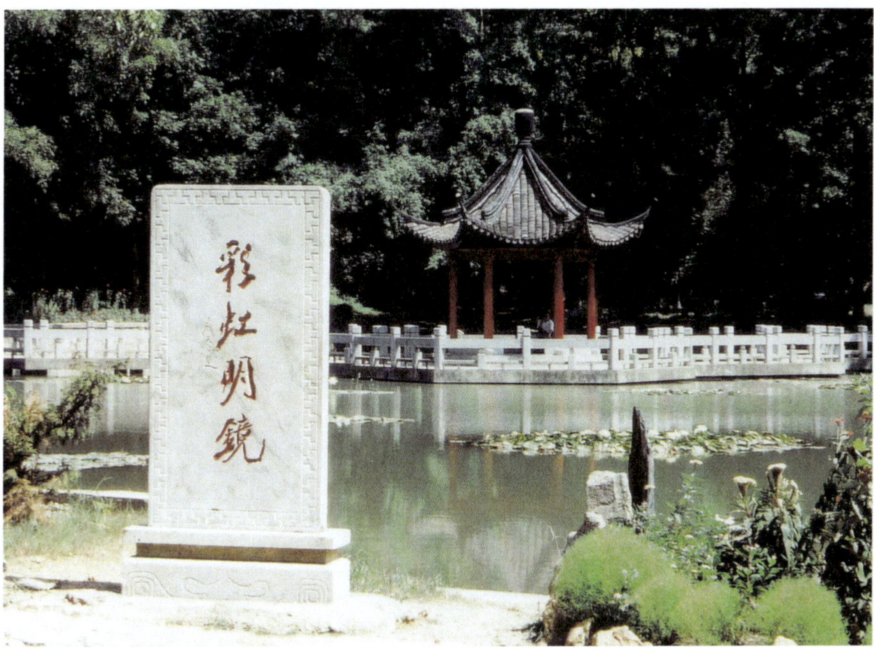

In einem chinesischen Park

Es empfiehlt sich, einen Zettel an die Tür zu hängen: »Übe Qigong – bitte nicht stören!« Wenn sich das positiv auf Ihre Gesamtstimmung auswirkt, werden auch Ihre Kinder das respektieren. Falls Sie eine Übung trotzdem einmal vorzeitig abbrechen müssen, nehmen Sie sich wenigstens 10–15 Sekunden Zeit für einen halbwegs guten Abschluss. Das ist wichtig, denn sonst könnten Sie sich noch Stunden danach etwas daneben fühlen, weil Ihr Energiesystem durcheinander geraten ist.

Damit kommen wir nun zu einem wichtigen Abschnitt – dem richtigen Beginnen und dem richtigen Abschließen.

4.3. Richtig beginnen und abschließen

»Richtiger Anfang und richtiger Schluss – das ist fast die halbe Übung«, so heißt es, selbst wenn nur 10–20% der Übungszeit davon beansprucht werden. Manche Vorbereitungs- und Abschlussübungen sind so komplex, dass man sie als eigenständige Übung praktizieren kann. Während meiner Ausbildung bei Prof. Jiao Guorui ließ dieser uns mitunter 30 Minuten oder länger in den 3 Vorbereitungspositionen stehen, ehe die eigentliche Übung begann. So kamen wir in einen sehr guten Übungszustand. Beim Stillen Qigong, wie ich es bei Meister Zhi-Chang Li kennengelernt habe, haben wir mitunter ebenso lange Entspannungsübungen gemacht. Dabei wurde die Vorstellung nacheinander auf viele Körperteile gerichtet. Wenn sich dann eine einfache Übung anschloss, bekam sie eine viel größere Intensität.

So kann man z. B. mit dem inneren Lächeln zu allen Körperteilen hindenken, wie es Mantak Chia in seinem Buch *Tao Yoga des Heilens* beschreibt. Dies kann eine ganze Übung sein oder eine Vorbereitung auf andere Übungen. *Mit dem Herzen lächeln* – so heißt auch ein wunderschönes Buch meines Lehrers Zhi-Chang Li, das ich Anfängern wie Fortgeschrittenen empfehle. Es enthält einfache Übungen und ist vor allem ein Buch über alte chinesische Lebensweisheit.

In Ruhe stehen

Die einfachste Art, eine Übung zu beginnen, ist es, in Ruhe dazustehen. Stellen Sie die Füße etwa parallel und schulterweit auseinander, sinken Sie ein wenig in den Knien ein, so dass sich der untere Rücken locker aushängen kann. Stellen Sie sich vor, dass Sie sich »in die Wolken setzen« oder auf eine Tischkante. Die Verlängerung des Steißbeins reicht wie ein »Pfahl« in die Erde, wie ein drittes Standbein. Lassen Sie Schultern und Arme locker hängen, ein wenig ausgedehnt in den Gelenken. Stellen Sie sich vor, wie Ihr Kopf von einem unsichtbaren Band ganz oben am Scheitel ein wenig emporgehoben wird. So kann sich der Hals ausdehnen, und das Qi kann besser zirkulieren. Der Blick geht geradeaus in die Weite, egal ob Sie die Augen geöffnet oder geschlossen haben. Nach einer Weile können Sie die Hände nach vorn bringen und sie so vor dem Unterbauch halten, als ob Sie einen großen Ballon hielten.

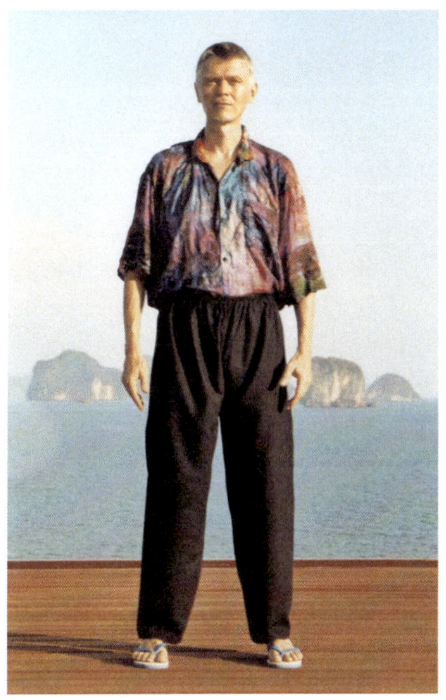

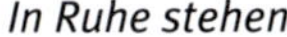

In Ruhe stehen

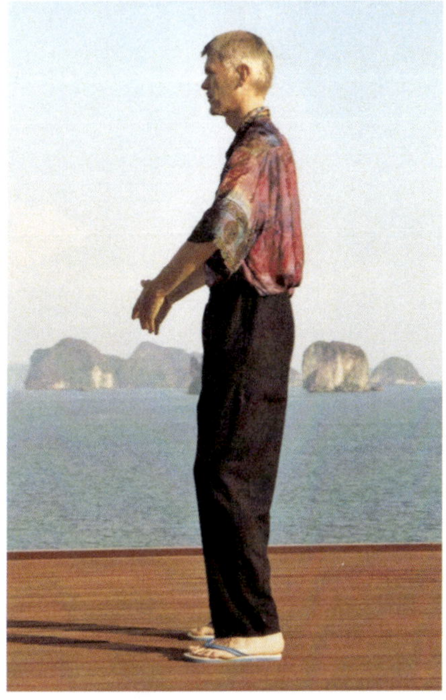

In Ruhe stehen – mit Ballon

Schon wenn Sie ein paar Minuten so stehen, werden Sie spüren, wie sich Ihr Atemfluss verlangsamt und ein Gefühl der Ruhe in Ihren Körper einkehrt. Vielleicht kommt es zu kleinen Bewegungen, die Sie ruhig zulassen können. Der Körper beginnt damit, sich selbst zu regulieren. Auch kann ein zartes Vibrieren oder Schütteln auftreten, ohne dass Sie aktiv etwas dazu tun. Beobachten Sie genau, was in Ihrem Körper passiert. Nicht selten treten dort Schmerzen auf, wo Sie schon lange Verspannungen und Energieblockaden haben, die Sie im Alltag aber nicht so stark wahrnehmen wie beim Üben. Versuchen Sie dann beim Ausatmen an diesen Stellen noch mehr loszulassen, und stellen Sie sich vor, wie diese sich innerlich ausweiten. Diese einfache Vorbereitungsübung gehört zur Schule des *Zhan Zhuang Gong* (»Stehende Säule« oder »Stehen wie ein Pfahl«). Man kann sie mit zahlreichen Armhaltungen und Standpositionen variieren.

Wenn Sie im Sitzen üben wollen, dann nehmen Sie sich einen Hocker oder einen Stuhl mit aufrechter Lehne. Achten Sie auf die richtige Sitzhöhe: Die Oberschenkel sollten möglichst genau waagerecht sein und die Unterschenkel senkrecht. Benutzen Sie gegebenenfalls eine gefaltete Decke und legen Sie diese auf die Sitzfläche oder unter Ihre Füße, um die Höhe anzugleichen. Das Kreuz sollte sich leicht nach hinten entspannen, die Wirbelsäule und der Kopf sind aufgerichtet, so wie für die Übung im Stehen beschrieben. Legen Sie Ihre Hände auf den Oberschenkeln ab und probieren Sie aus, was sich besser anfühlt: die Handflächen nach oben oder nach unten gewendet. Da die Fußsohlen schon zur Erde zeigen, hält man in der Regel die Handflächen zum Himmel. Wer hohen Blutdruck hat oder andere Symptome, die auf einen hohen Spannungspegel hinweisen, sollte sie lieber zur Erde wenden.

In Ruhe sitzen

Die Augen werden leicht geschlossen, damit die Aufmerksamkeit mehr nach innen gehen kann. Spüren Sie den Boden unter den Füßen und entspannen Sie von Kopf bis zu den Füßen. Stellen Sie sich vor, wie eine angenehme warme Dusche alle Anspannung sowohl an der Oberfläche des Körpers als auch in seinem Inneren löst. Lauschen Sie einen Moment in die Ferne und lassen Sie dann alle Geräusche im Ohr zur Ruhe kommen. Vergessen Sie den Alltagslärm. Entspannen Sie die Stirn, entspannen Sie Wangen, Mund und Zunge. Lassen Sie die Augenwinkel ein wenig nach unten sinken und die Mundwinkel ein wenig nach oben steigen. Erinnern Sie sich an einen schönen Moment und lächeln Sie mit einem Gefühl des Friedens im Herzen. Entspannen Sie den Brustkorb, entspannen Sie den Bauch und lassen Sie den Atem ganz natürlich und leicht fließen. So kommt nicht nur der Körper, sondern auch der Geist immer mehr zur Ruhe. Fühlen Sie, wie der Raum um Sie herum sich allmählich ausweitet.

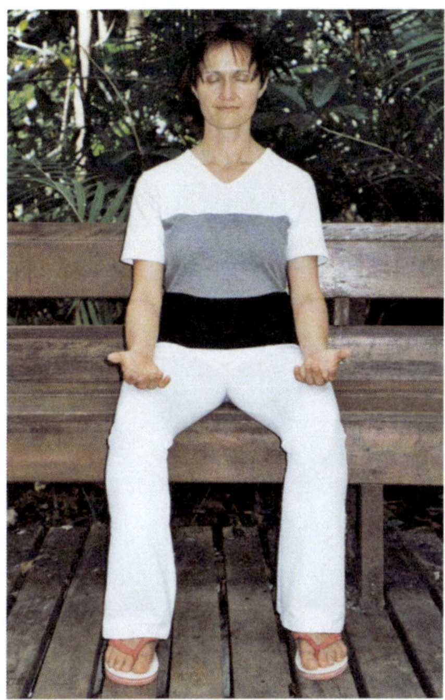

In Ruhe sitzen

Diese Art der Vorbereitung kann, wie erwähnt, schon eine ganze Übung bilden. Wie Sie diese Entspannung fortsetzen und intensivieren können, erfahren Sie im nächsten Kapitel. Wenn wir in Stille sitzen, so wie ich es bei Meister Zhi-Chang Li und anderen Lehrern gelernt habe, dann ist ein Ziel dabei, die 6 Wurzeln zu kappen, das heißt die 6 Sinnesorgane zur Ruhe zu bringen. Dies sind das Sehen, das Hören, das Riechen, das Schmecken, das Fühlen über die Haut und – als das Schwierigste von allem – das Denken. Wir sind bestrebt, den Geist auf eine Sache zu richten, auf einen Körperteil, ein inneres Bild, einen inneren Ton oder was auch immer. Wir legen die ständigen Gedanken ab und schmelzen in eine einzelne Wahrnehmung hinein, zum Beispiel in die Mitte des Bauch-Becken-Raumes. Das ist keine starke Konzentration, sondern eher eine Art von Ausruhen des Geistes.

Das **Einsammeln und Speichern des Qi** am Schluss einer jeden Übung ist genauso wichtig wie die richtige Einstimmung, das Hineinfinden in den entspannten und ruhigen Qigong-Zustand. In China sagt man: »Wenn man übt und nicht abschließt, war alles Üben umsonst.« Unser Ziel ist es, das Qi zu nähren, zu verstärken und seine Qualität zu verbessern. Nach dem Üben fühlt man sich im allgemeinen erfrischt und wie neu aufgeladen. Nicht selten berichten Kursteilnehmer am Schluss der Übungsstunde, dass sie an diesem Tag sehr ausgelaugt waren und eigentlich lieber daheim geblieben wären. Da sie die Wirkung des Qigong kennen, sind sie dennoch gekommen und fühlen sich hinterher wieder mehr bei Kräften und guter Dinge.

Da im Kapitel 6.2 eine ausführliche Abschlussübung beschrieben ist, beschränke ich mich hier auf ein paar wesentliche Punkte. Der wichtigste Punkt zum Sammeln des Qi ist das untere Dantian, also 2 bis 4 Fingerbreit unterhalb vom Nabel und etwas tiefer im Innern des Unterbauches. Der einfachste Weg zum Abschließen ist, die Hände übereinander auf diesen Bereich zu legen. Männer legen die rechte Hand auf die linke und Frauen die linke Hand auf die rechte. Die Begründung dafür habe ich in Kapitel 2.2 gegeben. Noch wichtiger ist es, dass Sie die Handflächen so übereinander legen, dass die *Laogong*-Punkte (»Menschenpforten«) genau übereinander etwa auf dem Punkt *Qihai* (»Meer des Qi«) liegen. Das erreichen Sie am besten, wenn Sie die Daumengrundgelenke genau auf den Bauchnabel auflegen. So ergibt sich nicht nur eine energetische Sammlung, sondern auch ein angenehm nährendes Gefühl.

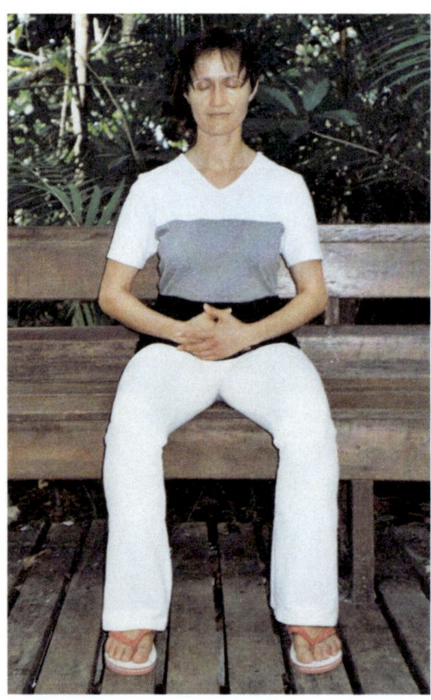

In Ruhe sitzen – Abschluss

Halten Sie die Hände für etwa 1–2 Minuten in dieser Position.

Bei kurzen Übungen reicht etwas weniger Zeit, bei längeren sollte man sich entsprechend mehr Zeit nehmen. Wenn Sie sehr entspannt waren und jetzt wieder ganz wach werden wollen, empfehlen sich ein paar aktivierende Abschlussübungen wie: Hände reiben – Gesicht ausstreichen – Haare kämmen – Kopf klopfen – Ohren massieren – Nacken reiben – Kreuz-Lenden-Bereich massieren – Knie lockern – Arme und Beine strecken – tief durchatmen (vgl. Kapitel 6.3).

4.4. Ein paar Regeln zum Beachten

Beim traditionellen Übungsweg in China gab der Meister dem Schüler eine Aufgabe, und dieser musste so lange üben, bis er die Aufgabe richtig gelöst hatte und den dahinter liegenden Sinn herausgefunden hatte. Erst dann bekam er eine neue Aufgabe zum Üben. In der Regel wurden keine Fragen gestellt und beantwortet. Bei uns im Westen ist das ganz anders. Die meisten Menschen wollen vorher genau wissen, was passieren soll, ehe sie mit der Übungspraxis beginnen. Vieles kann aber gar nicht vorab erklärt werden, es muss selbst erfahren werden. Anderes hingegen ist gut vorher zu wissen, um sich unnötige Fehler zu ersparen. Deshalb fasse ich im Folgenden ein paar grundsätzliche Übungsanweisungen zusammen, die eine Hilfe für die Übungspraxis bilden sollen.

- Nehmen Sie sich genug Zeit zum Üben und suchen Sie sich einen Platz, an dem Sie sich ungestört fühlen. Nichts ist schlimmer, als unter Zeitdruck Qigong zu praktizieren oder beim Üben unterbrochen zu werden. Natürlich können Sie Ihre Übungszeit von vornherein festlegen auf 10, 20 oder 30 Minuten, aber lassen Sie immer genug Zeit zum Nachspüren und Zurückkehren in den Alltag.
- Tragen Sie bequeme Kleidung. Öffnen Sie gegebenenfalls den Hosenknopf und lockern Sie den Schlips. Ziehen Sie die Schuhe aus, es sei denn, sie haben eine ganz flache Sohle. Legen Sie möglichst die Uhr, Ringe und andere Schmuckstücke ab, um den freien Qi-Fluss nicht zu behindern.
- Beginnen Sie damit, Ihren Körper zu entspannen – die Muskeln, die Gelenke, den Atem, die inneren Organe. Qigong ist anders als Sport – es kommt nicht auf Leistung an. Wir sollten uns nicht anstrengen,

um etwas zu erreichen. Es soll gewissermaßen mühelos gehen und auch etwas Spaß machen. Dazu brauchen wir Entspannung. Das heißt aber nicht, schlaff in sich zusammenzusacken, sondern eher sich leicht zu fühlen und zugleich verbunden mit der Erde.

- Bringen Sie Ihren Geist zur Ruhe. »Die Gedanken toben durch das Gehirn wie eine Horde wilder Affen«, so haben die alten Chinesen den Zustand bezeichnet, in dem wir uns häufig befinden. Richten Sie Ihre Aufmerksamkeit auf einen Punkt, aber übertreiben Sie es nicht mit der Konzentration. Erst wenn das Wollen aufhört und der Geist sich ebenfalls entspannt, gelingt es, in die Ruhe einzutreten. Dann kann auch mal ein Gedanke vorbeifliegen, ohne uns zu sehr zu stören.
- Bewegung und Ruhe ergänzen einander. Übungen in Bewegung *(Donggong)* sollten mit einer tiefen inneren Ruhe praktiziert werden. Bei Übungen in Ruhe *(Jinggong)* gibt es viele subtile innere Bewegungen des Qi und eine feine Regulation der verschiedenen Schichten des Körpers. Zahlreiche Übungen beinhalten beides – Positionen in Ruhe und Phasen von Bewegung. Auch der gesamte Übungsprozess des Qigong beinhaltet beides. Er führt uns zu einer immer tieferen Ruhe, und aus dieser heraus kann eine neue Qualität von Kraft und Bewegung entstehen.
- Gehen Sie mit der Wahrnehmung allmählich von außen nach innen. Auf der Oberfläche des Körpers können wir das Qi stärker wahrnehmen als tief im Inneren. Die alten Meister unterschieden 6 Schichten des Körpers: die Haut, das Muskel- und Fettgewebe, die Sehnen und Gelenke, die Blutbahnen und anderen Gefäße, die Knochen und die inneren Organe. Alle Teile des Körpers werden durch die Übungen beeinflusst, aber die feineren Empfindungen und die Wirkungen auf das Qi gehen erst bei längerer Übungspraxis in die Tiefe.
- Bewegung bzw. Körperhaltung, Atem und geistige Vorstellung ergänzen einander beim Qigong, mitunter auch Töne. Wie die 3 Schichten Materie, Energie und Bewusstsein sich ergänzen, so auch diese Aspekte des Übens. Was zunächst am deutlichsten in Erscheinung tritt, ist die äußere Bewegungsführung bzw. Position des Körpers, um das Qi zu aktivieren. Der Atem sollte bei den meisten Übungen natürlich, sanft und frei fließen. Daneben gibt es spezielle

Atemtechniken, sowohl sehr kraftvolle als auch extrem langsame. Am wichtigsten und zugleich am wenigsten sichtbar ist die Vorstellungskraft, mit deren Hilfe wir das Qi aktivieren, leiten und sammeln können. Mit der Zeit lernen wir, Körper und Atem zu einem gewissen Grad zu vergessen, während die Empfindung des Qi ganz in den Vordergrund tritt.

- Üben Sie möglichst regelmäßig, und zwar Schritt für Schritt. Finden Sie das richtige Maß für sich und passen Sie die Übungen gegebenenfalls an Ihren Gesundheitszustand an. Vermeiden Sie falschen Ehrgeiz ebenso wie mangelnde Disziplin. »Übung macht den Meister« und »mäßig, aber regelmäßig« sagt man auch hierzulande. Machen Sie Qigong zu einer Gewohnheit wie das Zähneputzen oder das Spazierengehen. Finden Sie Tätigkeiten in Ihrem Alltag, die Ihnen unnötig Zeit rauben und die Sie gern durch Qigong ersetzen möchten.
- Kombinieren Sie das regelmäßige Üben für sich allein mit dem Üben in einer Gruppe. Das sollte am besten eine angeleitete Gruppe mit einem guten Lehrer Ihrer Wahl sein oder auch ein Treffen mit Menschen, die etwa auf demselben Stand sind wie Sie selbst. Suchen Sie von Zeit zu Zeit einen kompetenten Lehrer auf, bei dem Sie Bekanntes vertiefen oder Neues lernen können. Dies gilt auch, wenn Sie schon viele Jahre üben. Nur dann werden Sie weitere Fortschritte machen.
- Bleiben Sie für eine Weile bei einer Sache. Es gibt viele unterschiedliche Übungswege und Schulen im Qigong. Es macht Sinn, verschiedene davon kennenzulernen, aber bitte nicht zu viele durcheinander. Jede Qigong-Übung hat ihr eigenes Wirkungsspektrum. Wenn Sie bisher überwiegend Übungen in Bewegung *(Donggong)* kennen, sollten Sie nach einiger Zeit auch innere Übungen *(Jinggong)* erlernen, um auf dem Weg des Qigong weiter voranzukommen.
- Üben Sie mit einem Lächeln im Herzen. Fühlen Sie, wie sich die Emotionen entspannen, wie Frieden in Ihr Gemüt einkehrt und Freude auch an kleinen Dingen im Leben. Wenn Sie mit einem Lächeln durch Ihren Alltag gehen, werden Sie neue Erfahrungen mit Ihren Mitmenschen machen. Vieles, was vorher scheinbar wichtig war, verliert an Bedeutung und macht Platz für andere Werte wie Gesundheit, Lebensfreude, Gelassenheit und Weisheit. Die alten Daoisten erklärten das *Wuwei* zu einem wichtigen Lebensziel. Das heißt soviel

wie »Nicht-Handeln«, den Dingen ein bisschen mehr ihren Lauf lassen und nicht festhalten wollen, was man nicht festhalten kann. Wenn wir dorthin kommen, ist Qigong mehr als eine Übung von 20 Minuten am Tag. Es ist zu einem Dauerzustand geworden.

Damit kommen wir nun zu den von Ihnen, werter Leser und werte Leserin, sicher schon erwarteten konkreten Anleitungen für die Übungspraxis.

5. Einfache Übungen für den Alltag

In diesem Kapitel beschreibe ich einige einfache Übungen im Stehen, im Sitzen, im Liegen und im Gehen. Die Hälfte davon habe ich von meinem langjährigen Lehrer Meister Zhi-Chang Li erlernt, die übrigen bei anderen Lehrern. Sie bilden mehr oder weniger den Kursinhalt, wenn ich Anfänger-Gruppen an der VHS oder anderswo unterrichte. Sie sind alle problemlos zu erlernen und durchzuführen. Wenn Sie wollen, können Sie gleich damit beginnen. Eine hilfreiche Methode dafür ist es, sich die Übungsanleitungen auf einen Tonträger aufzunehmen.

5.1. Die Schüttelübung

Diese Übung eignet sich hervorragend zum Ableiten von Stress, insbesondere bei nervlicher Anspannung wie z. B. langer Bildschirmarbeit. Sie können sie zu jeder Tageszeit durchführen, auch vor dem Schlafengehen. In der Regel beginne ich meine Kurse mit dieser Übung und stelle sie deshalb auch hier an den Anfang. Sie besteht aus 3 Phasen und ist recht einfach zu lernen. Man braucht 15 Minuten zum Ausführen, notfalls reichen auch 10 Minuten. In Beijing habe ich eine Gruppe von Menschen in einem Park gesehen, die nach einer eigens für diese Übung zusammengestellten Musik geübt haben. Man kann sie beim Qigong-Zentrum München als CD bestellen (siehe Anhang). Sie wirkt unterstützend, ist aber nicht erforderlich zum Üben.

1. Erinnern Sie sich an die im vorigen Kapitel beschriebene Übungsvorbereitung. Stellen Sie sich mit parallelen Füßen hin, lassen Sie die Knie etwas locker und schließen Sie die Augen. Beginnen Sie dann, den ganzen Körper locker zu schütteln. Lassen Sie wirklich alles los – die Muskeln, die Gelenke, die Knochen, die Organe. Lassen Sie die Meridiane durchlässiger werden für den Fluss des Qi. Wenn Ihnen

das Loslassen schwerfällt, können Sie zusätzlich die Fersen im Rhythmus anheben und wieder aufsetzen. Nach 5–6 Minuten beenden Sie das Schütteln und spüren nach. Fühlen Sie sich schon entlastet von den Anspannungen des Tages?

2. Bleiben Sie einfach so locker stehen, wie Sie sich jetzt fühlen, und spüren Sie Ihre Atmung. Atmen Sie durch die Nase ein und ein wenig länger durch Mund und Nase aus. Denken Sie beim Einatmen an gar nichts und stellen Sie sich beim Ausatmen vor, wie all die vorher angestaute negative Energie aus Ihrem Körper abfließt. Denken Sie mit jedem Ausatmen einmal vom Kopf bis zu den Füßen und leiten Sie für 5–6 Minuten Anspannung, Ärger, Sorgen, Schmerzen, Unruhe usw. an die Erde ab. Vielleicht hilft Ihnen das Bild von einem Glas mit trübem Wasser, bei dem sich die Schwebstoffe nach dem Schütteln allmählich am Boden absetzen.
3. Bleiben Sie nun für 3–4 Minuten so stehen und fühlen Sie Ihren Körper. Andere Gedanken und Gefühle sollten zur Ruhe gekommen sein. Vielleicht spüren Sie, wie Ihr Körper sich von selbst mit frischem Qi aus der Umgebung auflädt. Zum Abschluss legen Sie Ihre Hände auf die Bauchmitte, wie oben beschrieben, und verweilen etwas in diesem angenehmen Zustand.

5.2. Der dreifache Erwärmer

Im Kapitel 2.5 bin ich auf den dreifachen Wärmer eingegangen, hier folgt nun die zugehörige Übung. Die Füße stehen diesmal eng zusammen. Das Körpergewicht wird beim Einatmen ein wenig nach vorn verlagert, und die Fersen werden etwas angehoben. Beim Ausatmen geht der Schwerpunkt mehr nach hinten auf die Fersen zurück. Die Arme machen dazu 3 verschiedene Bewegungen für den unteren; den mittleren und den oberen Wärmer. Sie können sie zunächst einzeln üben, danach in der Reihenfolge 1-2-3. Eine Übungszeit von 5–10 Minuten bringt schon einen guten Effekt. Legen Sie zum Abschluss wieder die Hände auf den Unterbauch und spüren Sie etwas nach. Diese Übung lässt sich besonders gut draußen in der Natur praktizieren.

1. Halten Sie die Arme bogenförmig etwas vor dem Unterbauch, mit den Handflächen nach oben zeigend. Aus dieser Stellung steigen die Arme langsam aufwärts bis zu den unteren Rippen. Dort drehen die Handflächen nach unten, und die Arme sinken wieder abwärts. Die

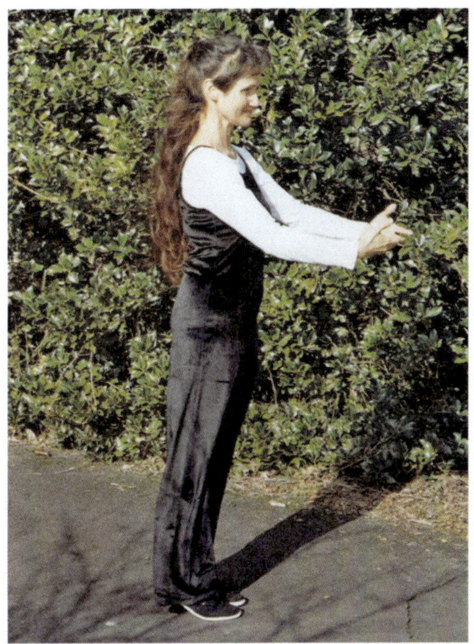

Unterer Wärmer – steigende Bewegung

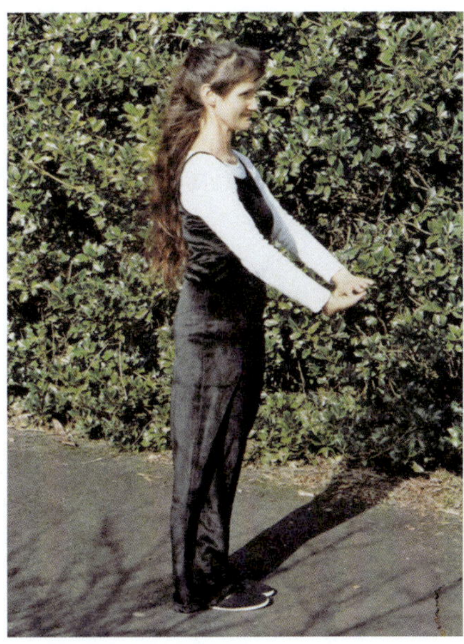

Unterer Wärmer – sinkende Bewegung

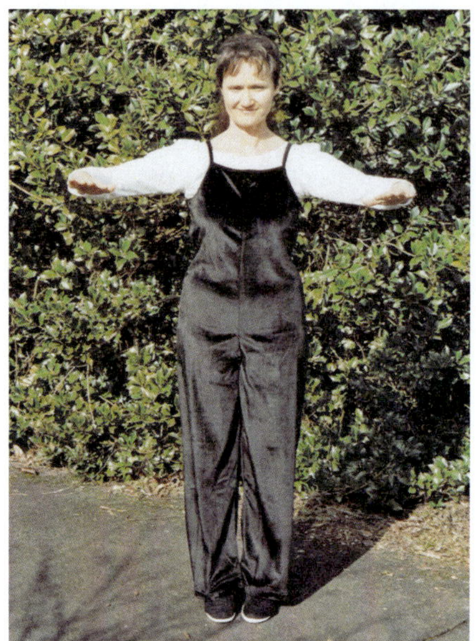

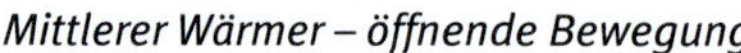

Mittlerer Wärmer – öffnende Bewegung

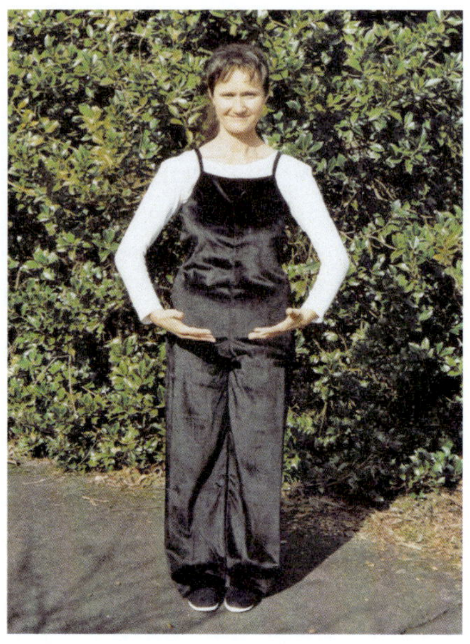

Mittlerer Wärmer – schließende Bewegung

Fingerspitzen zeigen dabei zueinander hin. Vor dem Becken wenden sich die Handflächen wieder nach oben. Nehmen Sie mit dem Einatmen frisches Qi von der Erde auf und lassen es mit dem Ausatmen in den unteren Wärmer, in den Bauch-Becken-Raum einströmen. Stärken Sie so die Ausscheidungs- und die Fortpflanzungsorgane.

2. Lassen Sie die Arme jetzt bis auf Schulterhöhe steigen, wo sich die Handflächen nach unten wenden. Die Arme machen eine öffnende Bewegung erst nach vorn und dann zu beiden Seiten hin, ähnlich wie beim Brustschwimmen. Von dort sinken sie wieder in die Ausgangsstellung vor dem Unterbauch zurück. Öffnen Sie sich für neues, Kraft spendendes Qi aus der Umgebung – von Bäumen, Blumen, Wasser usw. – und nehmen Sie es in den mittleren Wärmer auf, in den Bereich zwischen Nabel und Zwerchfell. Stärken Sie so die Verdauungsorgane.

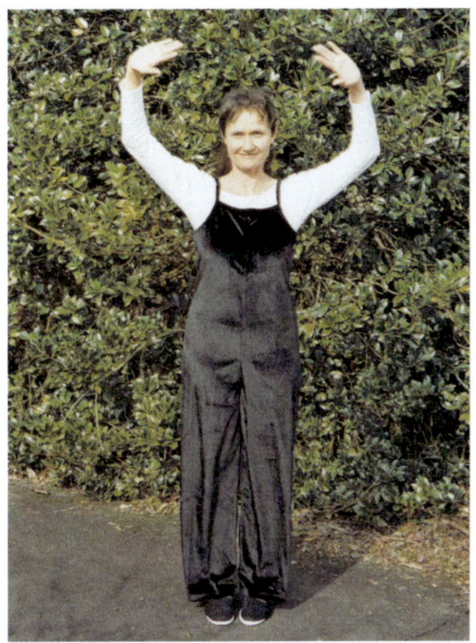

Oberer Wärmer – steigende Bewegung

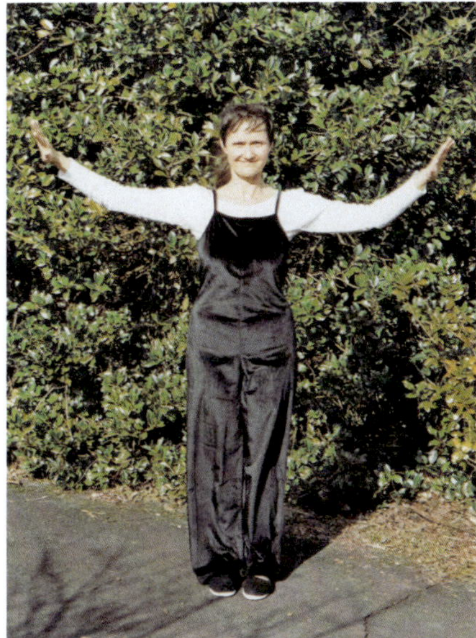

Oberer Wärmer – sinkende Bewegung

3. Heben Sie die Arme wieder vor dem Körper empor und wenden Sie die Hände vor dem Hals nach außen und oben. Die Arme steigen noch weiter bis über den Kopf, so als wenn die Hände »den Himmel stützen« würden. Dann sinken sie in weitem Bogen an den Seiten zurück bis vor den Unterbauch, wo die Handflächen wieder nach oben gewendet werden. Nehmen Sie frisches Qi vom Himmel in sich auf und füllen damit den oberen Wärmer, den Brustraum. Stärken Sie so die Atem- und Kreislauffunktion.

5.3. Die Seidenraupen-Übung

Diese Übung ist gut für die Wirbelsäule und vereint drei Elemente: 1. die raupenförmige Bewegung von Rumpf und Hals, die einer Basisübung aus der Chan-Mi-Schule entspricht, 2. das Umarmen und »Pflücken« des Qi aus der Umgebung und 3. das Aufnehmen von Himmels-Qi wie bei einer Übung, die man für sich allein »Lichtdusche« nennt. Ähnlich wie vorher nehmen wir Qi in verschiedene Teile des Körpers auf, diesmal an 7 Stellen. Die Übung dauert 10–15 Minuten und eignet sich ebenfalls gut für das Üben unter freiem Himmel.

Stehen Sie im schulterbreiten Stand, die Knie etwas gebeugt. Beginnen Sie mit einer wellenförmigen Bewegung des Körpers vor und zurück, die sich von den Füßen über die Wirbelsäule bis zum Kopf fortpflanzt und dabei alle Gelenke auf sanfte Weise mobilisiert. Gleichzeitig werden die Arme in einem weiten Bogen nach vorn und wieder zurück zum Körper bewegt, so als ob Sie einen großen Ballon umschließen und in sich aufnehmen wollten. Diese Bewegung geht über 6 Stationen aufwärts: zum Unterbauch, zum Oberbauch, zur Brustmitte, zum Hals, zum Mund und zur Stirn. Dann endet die Raupenbewegung, und die Arme werden horizontal ausgebreitet, mit den Handflächen nach oben. Gehen Sie kurz auf die Zehenspitzen, führen Sie dabei die Hände über den Kopf und drehen sie zum Scheitel. Dann kommen Sie auf die Fersen zurück und bewegen die Hände langsam vor Kopf und Rumpf abwärts. Dabei schauen die Handflächen erst zum Gesicht, als ob Sie es sanft ausstreichen wollten, und wenden auf Brusthöhe nach unten, wobei die Ellenbogen leicht auswärts schwenken. Legen Sie zuletzt beide Hände übereinander auf den Unterbauch und sammeln Sie dort das Qi.

Nach einer kurzen Pause beginnen Sie erneut mit der Wellenbewegung der Wirbelsäule und wiederholen den gesamten Ablauf so oft, bis Sie ihn 6mal oder 9mal ausgeführt haben. Wenn der Bewegungsablauf klar ist, legen Sie Ihr Hauptaugenmerk auf die feineren Empfindungen, die beim Üben entstehen. Versuchen Sie das Qi nicht nur auf der Oberfläche, sondern auch tief im Inneren wahrzunehmen. Spüren Sie bei der Abwärtsbewegung, wie der gesamte Körper von altem Ballast gereinigt wird, so als würde heilendes Licht vom Kopf bis zu den Füßen strömen und alles Dunkle vertreiben.

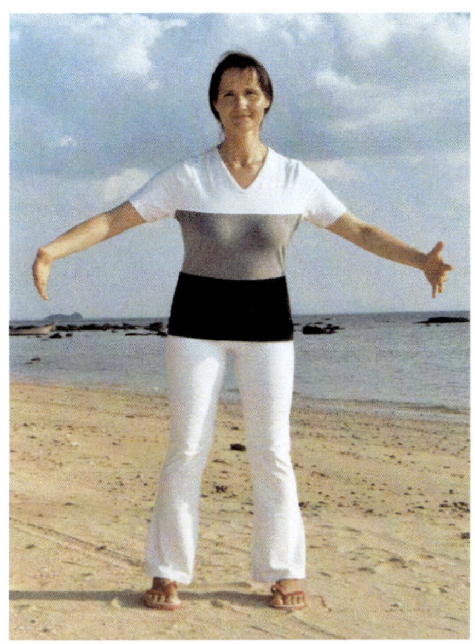

Seidenraupe – öffnende Bewegung

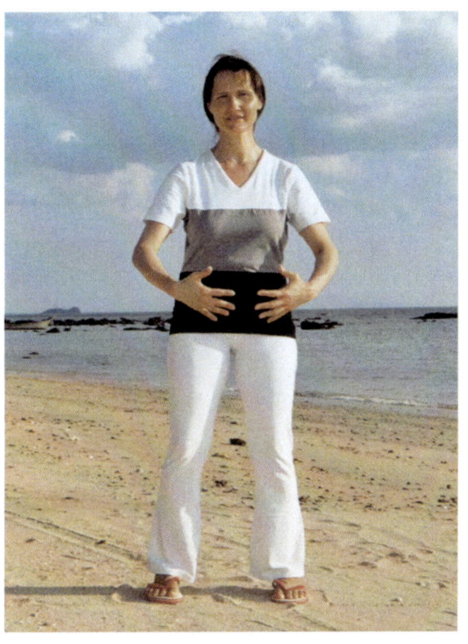

Seidenraupe – schließende Bewegung

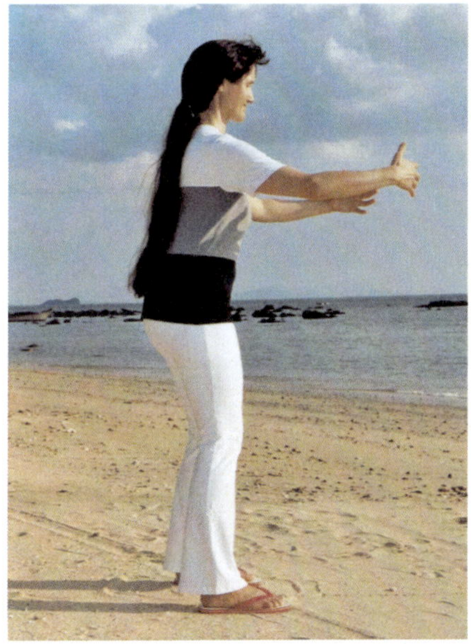

Seidenraupe – öffnende Bewegung

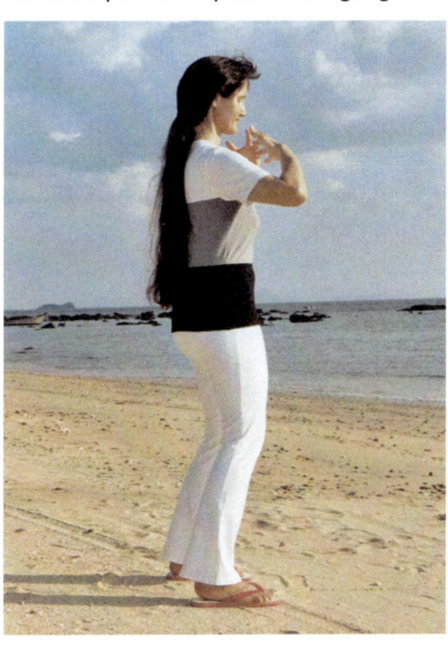

Seidenraupe – schließende Bewegung

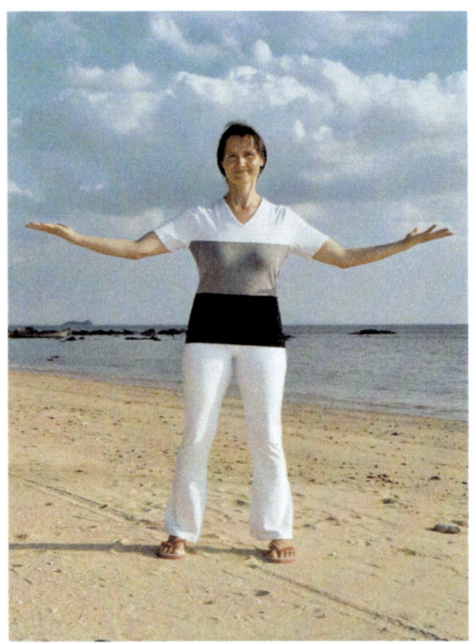

Seidenraupe – steigende Bewegung

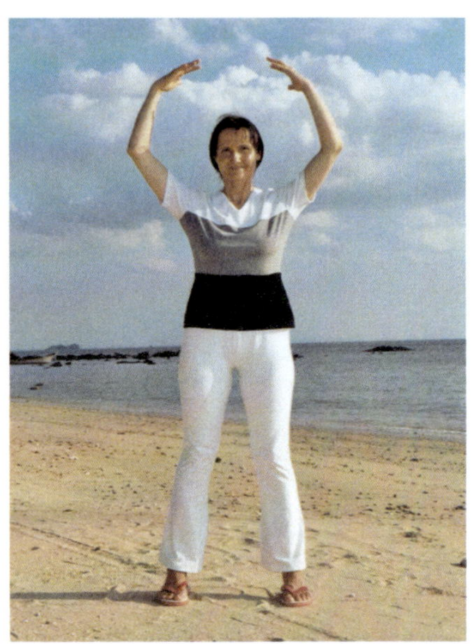

Seidenraupe – oberster Punkt

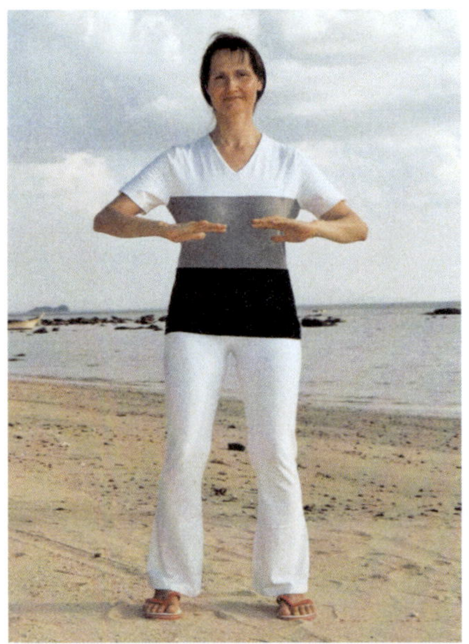

Seidenraupe – sinkende Bewegung

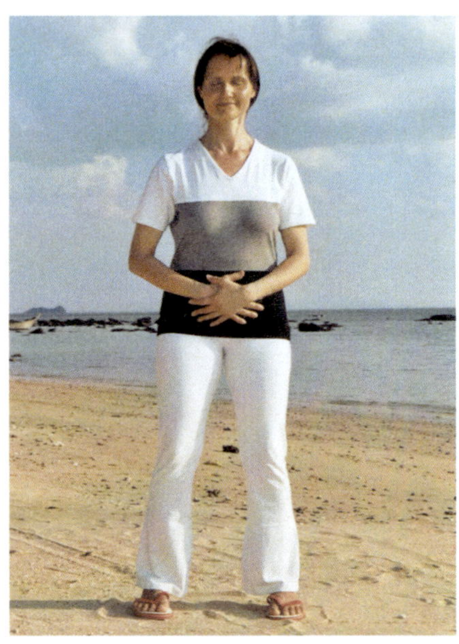

Seidenraupe – Abschluss

5.4. Übungen für Nacken und Kreuz

Viele Menschen haben große Verspannungen im Schulter-Nacken-Bereich und Probleme mit dem Kreuz-Lenden-Bereich. Das Altern fängt im Kreuz an, sagen die einen – im Genick, sagen die anderen. Deshalb schließe ich an die Wirbelsäulen-Übung hier einige spezielle Übungen an. Die ersten drei gehören zu den 8 Brokat-Übungen im Sitzen, die in mehreren Büchern gut dokumentiert sind (Jiao Guorui 1988 und 1996, Friedrich 2003), die vierte heißt »Der Kranich nimmt Wasser auf« (vgl. Li Zhi-Chang 1999). Sie können sie einzeln oder hintereinander üben. Es empfiehlt sich, die Augen dabei geschlossen zu halten.

Den Kunlun halten: *Kunlun* ist die Bezeichnung für den mythischen Berg der Götter im alten China und steht hier für den Hinterkopf. – Sitzen Sie entspannt, mit aufrechter Wirbelsäule und geschlossenen Augen. Lassen Sie Körper und Geist zur Ruhe kommen, wie in Kapitel 4.3 be-

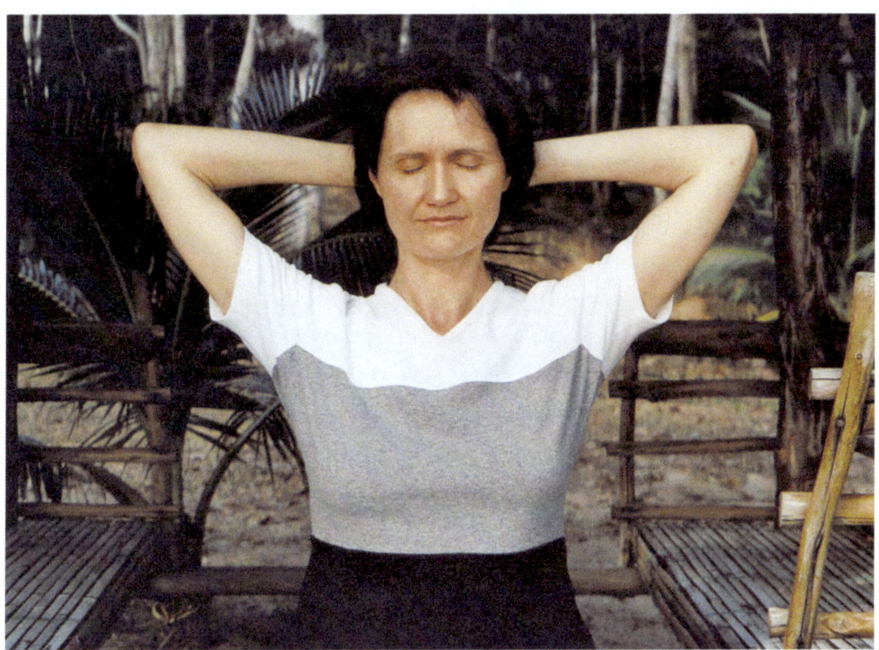

Den Kunlun halten

schrieben. Nach ein paar Minuten umfassen die gefalteten Hände den Hinterkopf. Beim Einatmen drückt der Kopf leicht gegen die Hände, welche ihm Widerstand leisten, und die Ellenbogen werden etwas nach hinten gezogen. Beim Ausatmen können sich die Halswirbel wieder entspannen, und der Kopf kann sich leicht vorneigen. Achten Sie darauf, dass die Schultern nicht hochgezogen werden. Machen Sie die Übung 4- oder 8mal und vermeiden Sie zuviel Anspannung dabei.

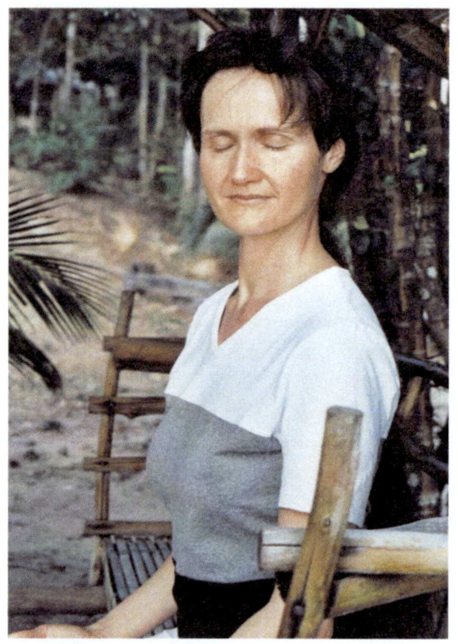

Den Kopf auf der Himmelssäule drehen

Den Kopf auf der Himmelssäule drehen: Nach einer Pause zum Nachspüren drehen Sie den Kopf beim Einatmen langsam nach links und beim Ausatmen wieder zurück zur Mitte. Entsprechend drehen Sie ihn behutsam nach rechts und zurück. Achten Sie darauf, den Hals ganz gerade zu halten, sonst kann es zwischen den einzelnen Wirbeln knirschen. Es kommt nicht darauf an, wie weit Sie den Kopf drehen können. Qigong ist keine Dehngymnastik! Stellen Sie sich vor, Sie würden mit dem inneren Auge langsam am Horizont entlang schweifen wie irgendwo am Meer.

Die Hände reiben und die Nieren wärmen: Reiben Sie die Hände in der Längsrichtung der Finger aneinander, um sie mit Energie aufzuladen. Sie können auch ein paar Zentimeter Abstand zwischen ihnen lassen und sie gegenläufig zueinander bewegen. So lässt sich leicht ein Qi-Gefühl erzeugen. Dann legen Sie die Hände etwa an der Gürtellinie auf den Rücken und massieren langsam kreisend den Lendenbereich. Das Zentrum dieser Bewegung bilden die beiden *Shenshu*-Punkte, die 2 Daumenbreiten links und rechts vom *Mingmen*-Punkt (»Lebenstor«) liegen und Einflusspunkte für die Nieren sind. Synchron dazu bewegen Sie Ihr Becken etwas vor und zurück, so als ob Sie auf einem Kamel reiten würden. Den ganzen Übungsablauf können Sie mehrfach wiederholen. Sie gleichen dabei die Polaritäten Feuer und Wasser in sich aus: das Feuer an den Händen (Herz- und Herzbeutel-Meridian) wärmt das Wasser in den Nieren (vgl. Kapitel 2.4).

Der Kranich nimmt Wasser auf: Stellen Sie sich nun vor, Sie hätten einen langen Kranich-Schnabel am Mund. Bewegen Sie das Kinn nach vorn

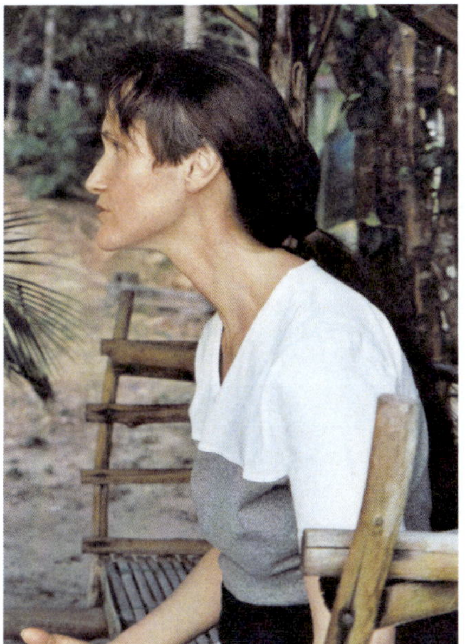

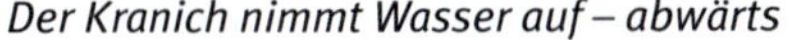

Der Kranich nimmt Wasser auf – abwärts

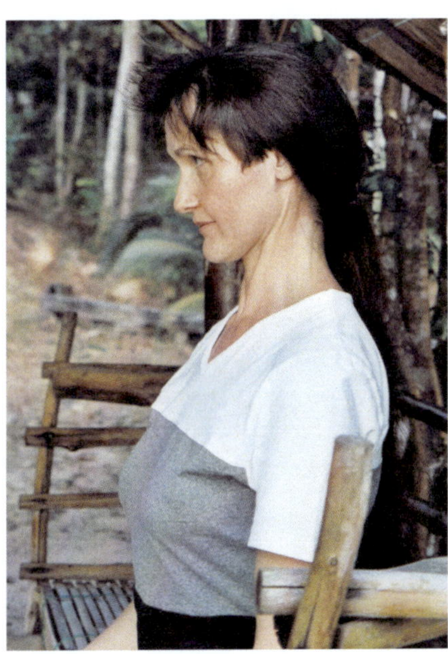

Der Kranich nimmt Wasser auf – aufwärts

und dann etwas nach unten, bis Sie eine sanfte Dehnung im Nacken bis zu den Schulterblättern hin spüren. Der Kranich beugt sich mit seinem langen Schnabel zum Wasser hinunter. Dann bringen Sie das Kinn zum Brustbein und schieben es wieder etwas aufwärts, so dass die Halswirbel sich dehnen. Der Kranich hat seinen langen Hals wieder aufgerichtet. Die Kinnbewegung geht kreisförmig wie ein vorwärts rollendes Rad. Machen Sie sie 6- oder 9mal und lassen Sie sich Zeit dabei.

5.5. Qi einsammeln über 5 Tore

Die beiden Erdtore liegen etwa in der Mitte der Fußsohlen, die Menschentore liegen in der Mitte der Handflächen, und das Himmelstor liegt am höchsten Punkt des Kopfes (vgl. Kapitel 2.3). Sie können sich diese 5 Tore wie Ein- und Austrittspforten für das Qi vorstellen. Im Ruhezustand können wir dort ein Öffnen und Schließen wahrnehmen, ein Aufnehmen und Abgeben von Qi. Ähnlich wie bei der Übung für den dreifachen Wärmer nehmen wir frische Energie von unten, aus der Erde, aus der horizontalen Umgebung und von oben, vom Himmel in uns auf. Mit Hilfe der Vorstellung speichern wir sie durch spiraliges Einkreisen in der Mitte vom Unterbauch, im Bereich des unteren Dantian. »Das Qi folgt der Vorstellung« heißt es in den alten Schriften.

Wir beginnen am linken Fuß und stellen uns vor, wie Energie aus der Erde durch das Bein strömt und sich im Bauch kreisförmig verdichtet. Entsprechend verfahren wir mit dem rechten Fuß. Von der linken und der rechten Hand fließt das Qi durch die Arme und den Brustkorb zum Unterbauch, vom Kopf durch die Mitte von Hals und Brust. Die Einwärtsspirale kann in beide Richtungen gehen: von der linken Seite her im Gegenuhrzeigersinn, von der rechten Seite her im Uhrzeigersinn, von oben her geht beides. Wenn Sie durch alle 5 Tore Qi aufgenommen und eingesammelt haben, verweilen Sie noch etwas mit der Aufmerksamkeit im unteren Dantian. Es hat eine Art von Sogwirkung auf die Qi-Pforten an der Peripherie ausgeübt. Diese Übung können Sie sowohl im Sitzen als auch im Stehen ausführen.

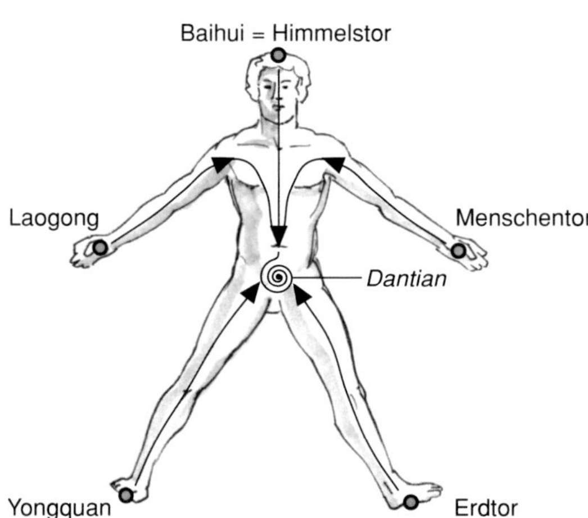

Abb. 11: Qi einsammeln über 5 Tore

5.6. Die Finger pflücken Qi

Sitzen Sie wieder entspannt da und kommen Sie allmählich zur Ruhe. Die Übung verbindet eine einfache Bewegung mit natürlicher Atmung und der Vorstellung vom Qi. Sie hilft dabei, die Meridiane in den Armen bis zu den Fingerspitzen hin durchlässiger zu machen. Neben den *Laogong*-Punkten in der Mitte der Handflächen bilden die Fingerspitzen wichtige Ein- und Austrittspforten für das Qi. Man nennt sie deshalb auch »Brunnenpunkte«.

Halten Sie die Hände vor dem Unterbauch mit den Handflächen nach oben, wobei die Fingerspitzen zueinander hin zeigen. Ziehen Sie die Hände jetzt langsam seitlich auseinander und spüren Sie dabei zu den Daumenspitzen. Stellen Sie sich vor, wie sich ein unsichtbares elastisches Band zwischen den Daumen ausdehnt. Seitlich von den Beinen werden die Hände erst zur Erde und dann zum Himmel gewendet, so als würden Sie mit ihnen etwas schöpfen. Führen Sie die Arme seitlich nach oben und bringen Sie die Hände auf Kopf- oder Halshöhe wieder

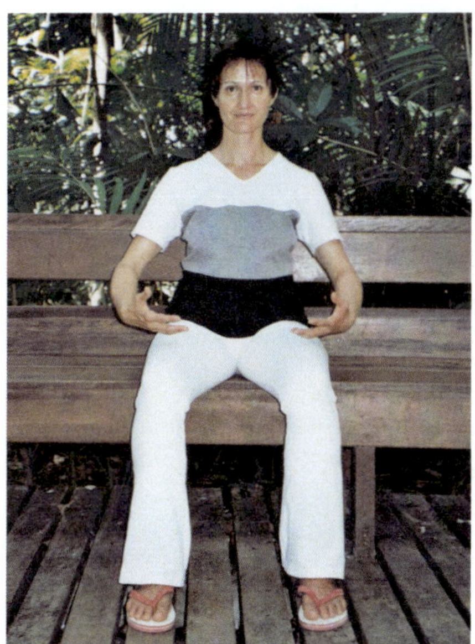

Die Finger pflücken Qi – öffnende Bewegung

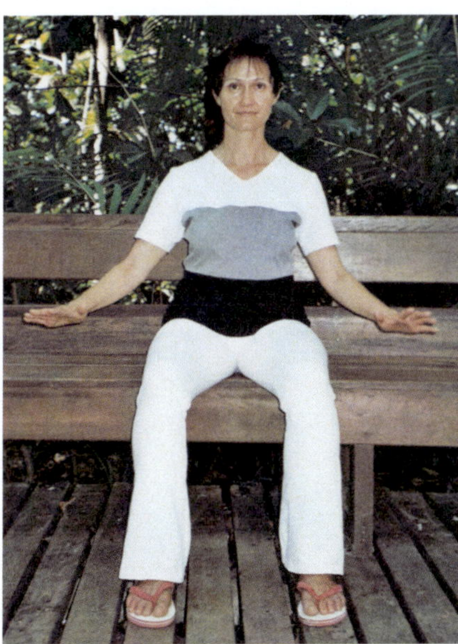

Die Finger pflücken Qi – von der Erde schöpfen

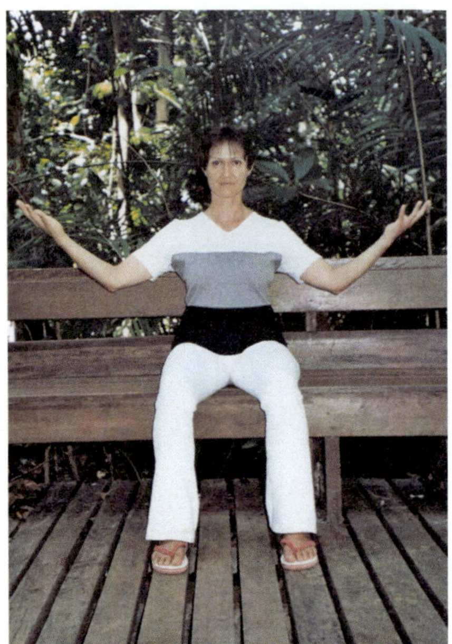

Die Finger pflücken Qi – steigende Bewegung

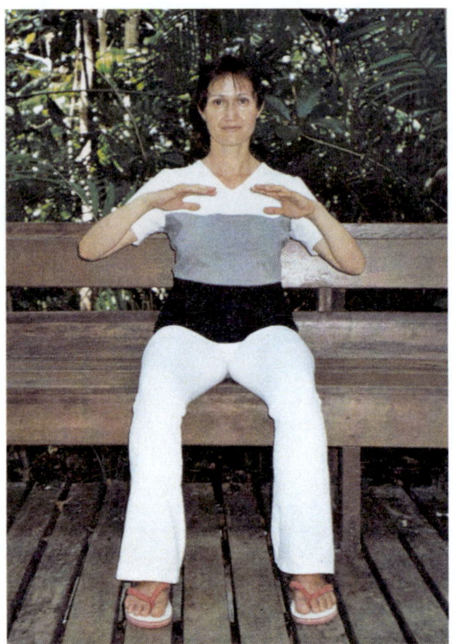

Die Finger pflücken Qi – sinkende Bewegung

zusammen. Die Fingerspitzen zeigen wieder zueinander hin, die Handflächen schauen nach unten. Langsam sinken die Hände abwärts bis vor den Unterbauch. Dabei spüren Sie wieder die Verbindung zwischen den beiden Daumen. Vor dem Bauch drehen die Hände einwärts und nach oben mit der Vorstellung, Qi in das Dantian aufzunehmen.

Entsprechend üben Sie weiter mit den anderen 4 Fingern. Beim Auseinanderziehen denken Sie jeweils nur an einen Finger (Zeigefinger, Mittelfinger usw.), beim Absenken der Hände vor der Körpermitte spüren Sie sämtliche schon aktivierten Finger (also z.B. beim Mittelfinger die Daumen, Zeigefinger und Mittelfinger spüren). Lassen Sie zu, dass der Atem sich von allein reguliert und der Bewegung anpasst. Eine Runde braucht etwa 2–3 Atemzüge. Nach 5 Runden, wenn alle Finger aktiviert sind, können Sie von vorn beginnen. Wiederholen Sie den ganzen Ablauf 3- oder 6mal. Wahrscheinlich fühlen sich Ihre Finger danach viel weicher, wärmer und durchlässiger an als vor der Übung. Vielleicht spüren Sie auch Wirkungen an anderen Körperstellen.

5.7. Entspannen an 4 Punkten

Diese Übung können Sie im Sitzen oder im Liegen ausführen. Sie lernen dabei ein paar wichtige Energiepunkte kennen, was eine gute Vorbereitung ist für die schon erwähnte Übung des »Kleinen Himmelskreislaufs« (vgl. Kapitel 2.6 und Li 1999, Jochum 2001). Wenn Sie den Qigong-Ruhezustand erreicht haben, richten Sie Ihre Aufmerksamkeit nacheinander auf 4 wichtige Zentren:

- *Baihui* (»Scheitelpunkt« oder »Himmelspforte« ganz oben am Kopf)
- *Dazhui* (»großer Wirbelpunkt« zwischen 7. Halswirbel und 1. Brustwirbel)
- *Mingmen* (»Lebenstor« zwischen 2. und 3. Lendenwirbel)
- *Huiyin* (»Dammpunkt« zwischen Genitalien und After)

Sie können sich diese Punkte etwa in der Größe eines Tischtennisballs vorstellen, jedoch weicher, eher wie ein Lichtfeld. Spüren Sie das Qi nicht nur außen, sondern auch etwas tiefer innen. Verweilen Sie für 2–3 Minuten mit der Aufmerksamkeit an jedem Punkt, am Scheitelpunkt reicht 1 Minute aus. Lächeln Sie den Stellen zu und spüren Sie, wie sie sich ausweiten.

1. Straffen Sie in Gedanken einen imaginären Faden zwischen Nabel und Nasenspitze (»die Nase zieht am Nabel«) und dehnen Sie den Nacken leicht aus. Dann fällt es ganz leicht, den Scheitelpunkt zu entspannen.
2. Entspannen Sie den großen Wirbelpunkt, lassen Sie ihn ganz weich und weit werden. Denken Sie über die Schultern hinaus außen an den Armen entlang bis zu den Spitzen der beiden Mittelfinger, so als wenn dieser Punkt zwei Außenstellen hätte.

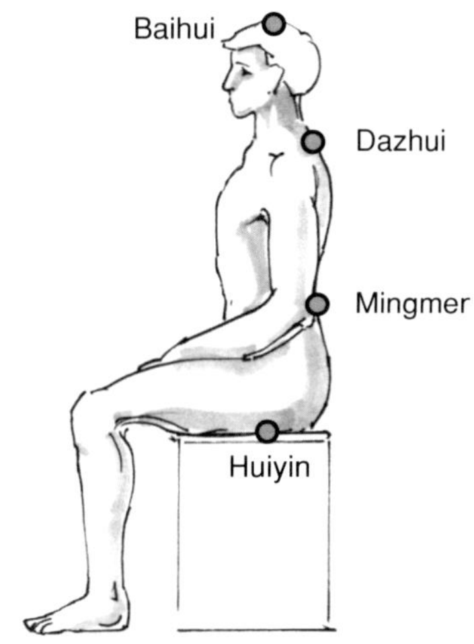

Abb. 12: Entspannen an 4 Punkten

3. Entspannen Sie den Lebenstor-Punkt gegenüber vom Bauchnabel. Er hat mit dem Qi der Nieren zu tun. Vielleicht können Sie von dort aus einen wärmenden Strom in den Bauchraum hinein fühlen.
4. Denken Sie von den beiden Leistenbeugen innen an den Beinen entlang kurz zu den Erdtoren und entspannen Sie dann am Dammpunkt. Von dort aus können Sie zum Abschluss etwa eine Handbreit aufwärts gehen und die Aufmerksamkeit in der Mitte vom Unterbauch sammeln.

5.8. Eine buddhistische Atemübung

Diese Übung hat ihre Wurzel wie viele buddhistische Qigong-Übungen in den alten Yoga-Lehren aus Indien. Es heißt, Buddha habe sie persönlich an seine Schüler weitergegeben, damit sie besser meditieren lernen. Sie hilft dabei, den gesamten Körper von innen her zu reinigen. Ich empfehle, sie zunächst so auszuführen, dass man mit den Fingern je ein Nasenloch verschließt, um ein Gefühl für die Wechselatmung zu bekommen. Später braucht man die Finger nicht mehr und kann gleich die Aufmerksamkeit auf den Qi-Strom richten.

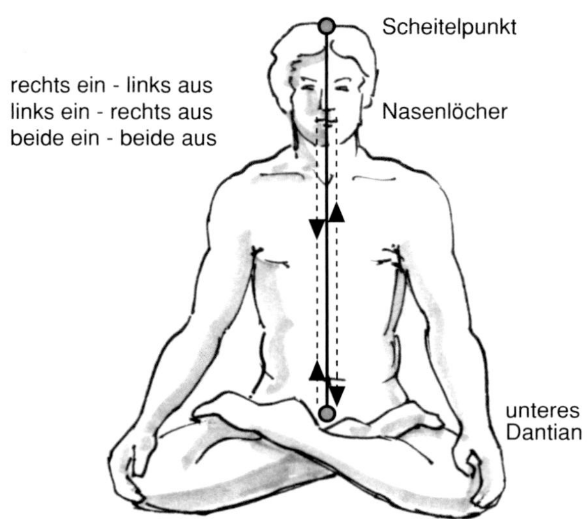

Abb. 13: Buddhistische Atemübung

Wir benutzen Daumen und Ringfinger der linken oder rechten Hand, um jeweils ein Nasenloch im Wechsel zu schließen. Einatmen rechts – ausatmen links – einatmen wieder links – ausatmen rechts usw. Die Atmung sollte immer natürlicher, langsamer, gleichmäßiger und sehr fein werden. Nach einer Weile legen wir die Hand ab und üben nur mit der Vorstellung weiter: Klares, reines, helles Qi durch das rechte Nasenloch einatmen und bis zum Dantian (Mitte vom Unterbauch) hinunterführen – von dort trübes, verbrauchtes, dunkles Qi zum linken Nasenloch hin ausatmen. Dann umgekehrt: links ein, zum Dantian hinunter, und rechts aus. Nach einer gewissen Zeit des Übens atmen wir durch beide Nasenlöcher helles (weißes) Qi ein, zum Dantian hinunter, und dunkles (schwarzes) Qi durch beide Nasenlöcher wieder aus. Bei der Wechselatmung mit Hilfe der Finger spüren wir mehr die Lungenatmung, bei der Vorstellungsübung mehr das Aufnehmen und Abgeben von Qi.

Später kann man 9 Atemzüge in einer nicht ganz regelmäßigen Reihenfolge üben, so dass der Geist wach bleiben muss, und zwar wie folgt:

> rechts ein – links aus, links ein – rechts aus, beide ein – beide aus,
> links ein – rechts aus, rechts ein – links aus, beide ein – beide aus,
> beide ein – beide aus, rechts ein – links aus, links ein – rechts aus.

Eine andere Erweiterung der Übung wäre es, immer nach dem Einatmen durch beide Nasenlöcher mit der Vorstellung vom Unterbauch durch die Körpermitte bis zum Scheitelpunkt hinauf- und zum Bauch zurückzugehen, ehe wieder ausgeatmet wird. Diese Bahn kann man sich rot vorstellen. Am Anfang kann man dabei ruhig einmal zusätzlich atmen. Der natürliche Atemstrom soll auf keinen Fall blockiert werden. Wie in Kapitel 2.6 ausgeführt, entsprechen die 3 Bahnen den wichtigsten 3 Energiekanälen in der Yoga-Tradition: *Ida* (dunkel), *Pingala* (hell) und *Sushumna* (leuchtend).

5.9. Die 6 heilenden Laute

Dies ist eine sehr alte Übung, bei der eine Resonanz von Tönen in den inneren Organen erzeugt wird. Man kann sie mit verschiedenen Bewegungen verbinden, dabei Energiepunkte stimulieren oder sie im Ruhezustand sitzend üben. Zusätzlich zu den Lauten kann man sich entsprechend den 5 Wandlungsphasen farbiges Licht in den entsprechenden Organen vorstellen. Alle, die mehr über diese Übung wissen wollen, verweise ich auf die Bücher von Mantak Chia (1987), Jiao Guorui (1988) und Jochum (2001). Da ich in dieses Buch gern eine Übung mit Lauten aufnehmen wollte, bringe ich hier eine einfache Version.

Wenn Sie die Laute aussprechen oder singen, sollte der Ton eher tief und relativ leise sein und tief im Inneren des Körpers vibrieren. Denken Sie bei jedem Laut an das zugehörige Organ, spüren Sie, wie es sich entspannt, und visualisieren Sie gegebenenfalls auch die entsprechende Farbe. Sie können auch zu einem mehr gehauchten Laut übergehen, aber die Lippen, die Zunge und die Kehle sollten sich bewegen. Es reicht nicht aus, sich den Laut einfach nur vorzustellen. Lassen Sie das Ein- und Ausatmen etwa gleich lang werden und vermeiden Sie, zu tief Luft zu holen. Wie bei anderen Übungen geht es nicht so sehr um die Atmung über die Lunge, sondern um die regulierende Wirkung des Qi. Versuchen Sie erst, einen guten Ruhezustand zu erreichen, und beginnen Sie dann mit den Lauten:

1. XU (sprich: chüüüü wie in »ich«) für die Leber (Holz – grün)
2. HE (sprich: cheeee wie in »Buche«) für das Herz (Feuer – rot)
3. HU (sprich: chuuuu wie in »auch«) für die Milz (Erde – gelb)
4. SI (sprich: ssiiii wie in »Essig«) für die Lunge (Metall – weiß)
5. CHUI (sprich: tschuiiii wie in »pfui«) für die Nieren (Wasser – dunkelblau)
6. XI (sprich: chiiii wie in »China«) für den dreifachen Wärmer (Feuer)

Sprechen, summen oder singen Sie jeden Laut 6mal, insgesamt also 36 Laute. Mit dem letzten Laut regulieren Sie den Qi-Fluss in allen Meridianen und das Zusammenspiel aller Funktionskreise. Die Aufmerksamkeit können Sie dabei auf das untere Dantian richten, wo die Übung dann auch abgeschlossen wird.

5.10. Qi aufladen beim Spazierengehen

Diese Übung können Sie überall machen, ohne es sich anmerken zu lassen, dass Sie gerade Qigong üben. Und Sie können es verbinden mit einem angenehmen Spaziergang in der Natur. Ähnlich wie schon in Abschnitt 5.3 beschrieben, lassen Sie reichlich kosmisches Qi von oben in sich einströmen. Probieren Sie es einmal mit der Armbewegung seitlich nach oben und vor den Körper wieder abwärts, die Handflächen erst zum Himmel und dann zur Erde gewendet. Nach einer Weile können Sie die Wirkung auch ohne die Bewegung der Arme spüren. Stellen Sie sich vor, dass Ihr gesamtes Energiesystem gereinigt und mit klarem Qi gefüllt wird. Alle belastenden Faktoren, alles trübe Qi können Sie beim Gehen leicht über die Füße an die Erde ableiten.

Nach einer Weile lenken Sie die Aufmerksamkeit zu Ihrer Haut. Beginnen Sie damit, beim Einatmen über die Millionen von Poren der Haut Qi aufzunehmen – wie ein Sog von der gesamten Oberfläche Ihres Körpers hin zum Energiezentrum im Unterbauch. Beim Ausatmen kann sich das Qi im Körper verströmen und alle Zellen erreichen. Statt einzelner Energietore benutzen Sie bei dieser Übung für die Aufnahme von Qi die Poren der Haut wie lauter kleine Blüten. Während die Sauerstoff-Atmung über die Lunge ohnehin vonstatten geht, aktivieren Sie mit Hilfe der Vorstellungskraft zusätzlich die Qi-Atmung beim Gehen. Üben Sie im Rhythmus 4 Schritte einatmen und 4 Schritte ausatmen. Suchen Sie sich eine förderliche Umgebung zum Üben aus. Das ist eine richtige Frischzell-Kur und zudem noch kostenlos.

5.11. Qigong mit Bäumen

In Frühjahr und Sommer gehe ich mit meinen Kursteilnehmern gern zum Üben hinaus an Plätze, wo sich unterschiedliche Bäume befinden. Jeder Baum hat eine spezifische Energiequalität. Wir können lernen, sie zu fühlen und uns mit ihr zu verbinden. Manche Menschen umarmen dazu einfach einen Baum oder lehnen sich mit dem Rücken an seinen Stamm. Wenn sie die Augen schließen, erzählt ihnen der Baum vielleicht eine Geschichte. Die Energiefelder von Mensch und Baum vereinigen sich. Suchen Sie sich Bäume im besten Alter zum Üben – nicht zu kleine und junge, aber auch nicht zu alte, die schon Altersschäden aufweisen. Besser als Waldbäume im großen Familienverband sind einzeln stehende Bäume, die Platz haben, um sich zu entfalten, z. B. in schönen Parkanlagen.

Manche Bäume haben eher eine Yang-Qualität (z. B. die Eiche und die meisten Nadelbäume), andere mehr eine Yin-Qualität (z. B. die Buche), während bei einigen Yin und Yang ausgeglichen sind (z. B. bei der Esche). Wenn Sie viel neue Lebenskraft brauchen, können Sie zu einer Eiche oder Tanne gehen, während Ihnen die Buche dabei hilft, übermäßige Anspannung abzuleiten. Die Esche fördert ein harmonisches Gefühl, und die Wirkung der Linde wird sogar in Liedern besungen. In China hat man den 5 Wandlungsphasen 5 typische Bäume zugeordnet, weil sie deren Qualität besonders stark zum Ausdruck bringen. So heißt es: »Die Kiefer stärkt die Leber« usw. Ich füge hier noch ein paar andere Bäume nach dem schönen Buch von Koenigstein (2000) hinzu.

- Holz – Leber: Kiefer sowie Fichte und Tanne
- Feuer – Herz: Platane sowie Apfel- und Kirschbaum
- Erde – Milz: Weide sowie Zeder, Kastanie, Buche und Birnbaum
- Metall – Lunge: Pappel sowie Birke
- Wasser – Nieren: Zypresse sowie Walnussbaum

Bäume bilden eine ideale Ergänzung für uns Menschen. Sie brauchen das Kohlendioxid, das wir ausscheiden, und geben uns dafür den Sauerstoff zurück, den wir zum Leben benötigen. Wir können leicht einen Energiekreislauf mit dem Baum herstellen, bei dem wir verbrauchtes Qi über unsere Füße in sein Wurzelwerk ableiten. Der Baum transformiert es und gibt uns über seine Zweige und Blätter frisches Qi zurück. Diesen Prozess können wir mit einer Armbewegung unterstützen.

Bevor Sie mit der Übung beginnen, sollten Sie den ausgewählten Baum begrüßen und sich auf ihn einstimmen. Denn er ist ein Lebewesen wie wir. Wählen Sie gemäß der Größe des Baums einen angemessenen Abstand und stellen Sie einen Fuß etwas vor in Richtung zum Stamm. Dann bewegen Sie die Hände ein Stück abwärts vom Bauch in Richtung zur Fußspitze und schieben altes Qi weg. Dabei wird das Körpergewicht zum vorderen Bein hin verlagert. Dann drehen Sie die Handflächen nach oben und heben die Arme bis über den Kopf. Wenden Sie die Hände erneut und verlagern Sie das Gewicht zum hinteren Bein hin.

Bringen Sie nun die Hände vor Gesicht, Hals und Brust zum Bauch zurück und nehmen dabei neues Qi in sich auf. Die Qi-Bewegung können Sie noch mit dem Atemrhythmus unterstützen: nach unten hin ausatmen und von oben her einatmen, gegebenenfalls einmal zwischenatmen, wenn die Arme hochsteigen. Nach 9 solchen Kreisen stellen Sie den anderen Fuß nach vorn und wiederholen den ganzen Ablauf.

Eine Alternative zu dieser Form von vertikalem Energiekreis bildet der horizontale Energiekreis mit einem Baum. Stellen Sie sich wieder in einen angemessenen Abstand vom Stamm hin, die Füße etwas weiter auseinander, und sinken Sie etwas in den Knien ein. Breiten Sie dann die Arme weit aus und bilden Sie mit ihnen einen offenen Ring. Die Fingerspitzen schauen links und rechts genau zum Stamm des Baumes hin. Jetzt können Sie sich vorstellen, wie das Qi links- oder rechtsherum zu fließen beginnt – vom Rumpf über die Arme, Hände und Finger in den Baum hinein und auf der anderen Seite wieder zurück zu Ihnen. Halten Sie die Schultern und Arme ganz locker. Nach ein paar Minuten werden sie sich leichter anfühlen. Wechseln Sie auch mal die Fließrichtung des Qi mit Hilfe Ihrer Absicht. Wenn Sie die Übung beenden, vergessen Sie nicht, sich von dem Baum zu verabschieden.

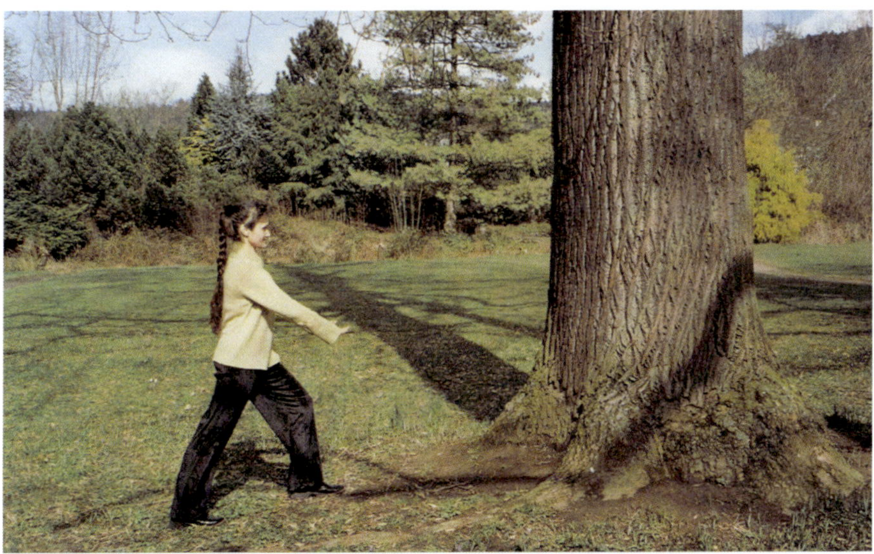

Vertikaler Energiekreis – sinkende Bewegung – altes Qi wegschieben

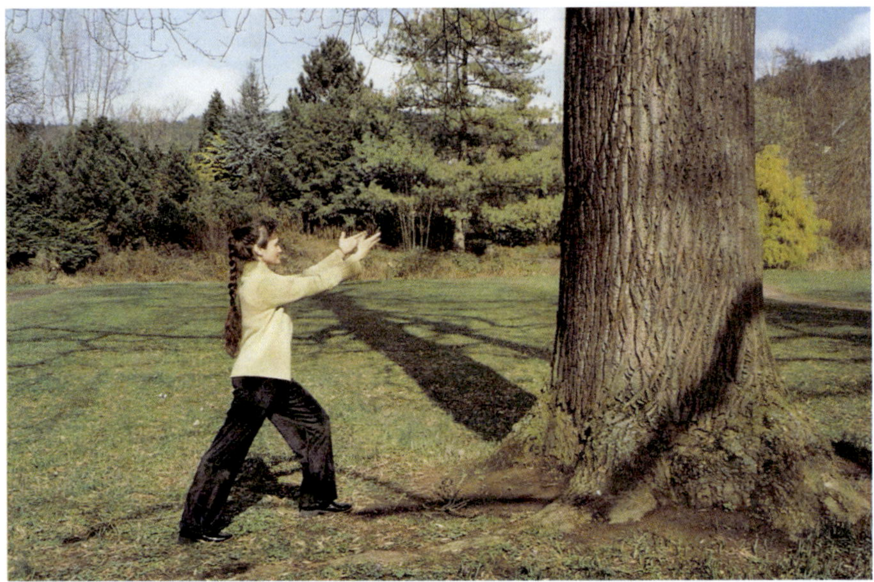

Vertikaler Energiekreis – steigende Bewegung

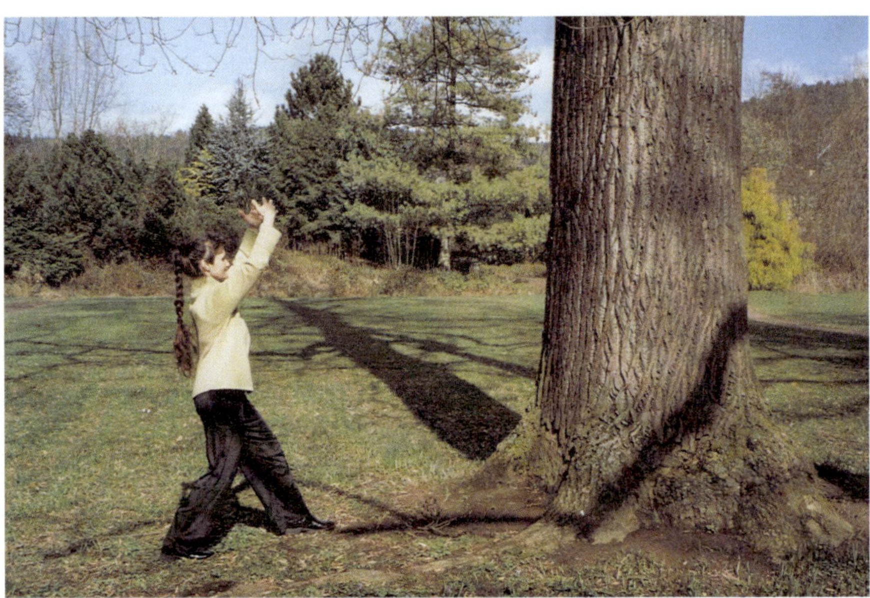

Vertikaler Energiekreis – sinkende Bewegung – neues Qi aufnehmen

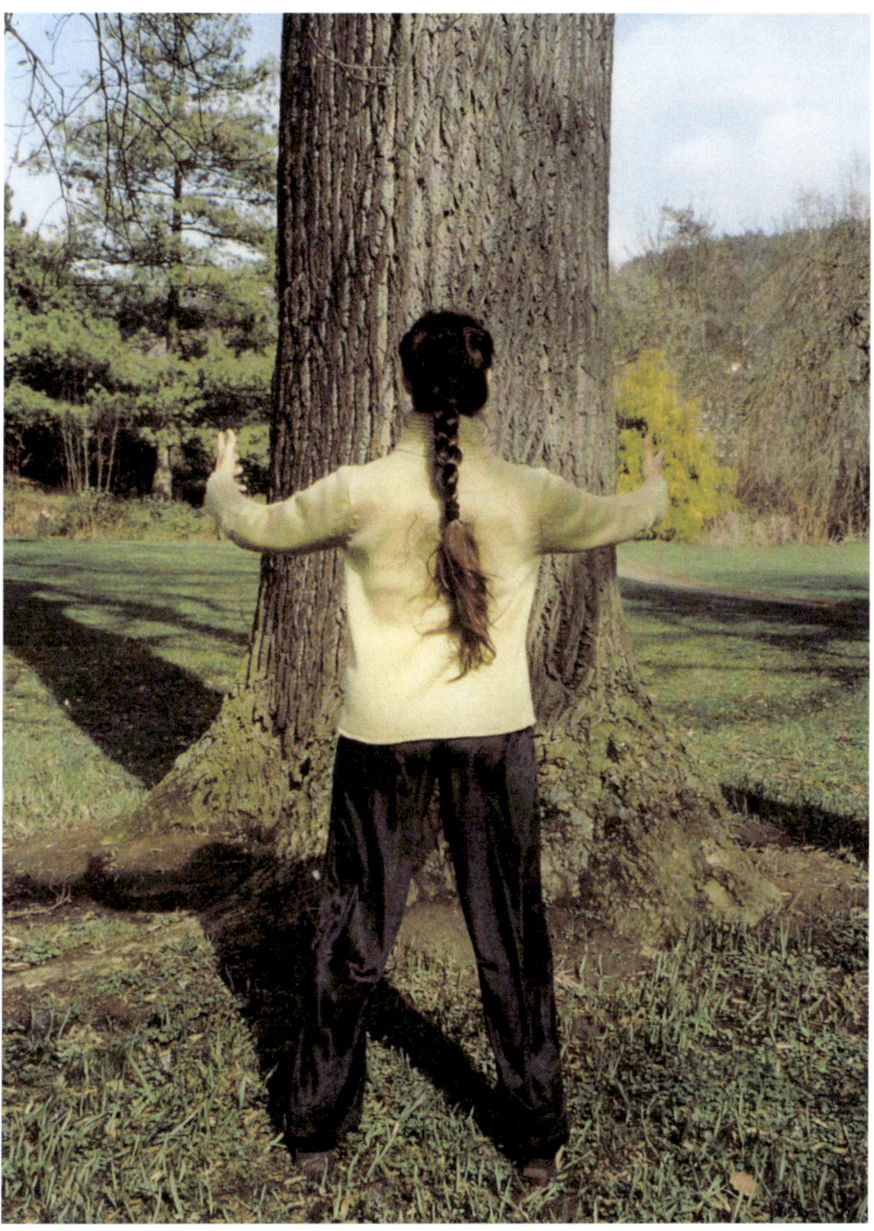

Horizontaler Energiekreis

5.12. Klopfmassage entlang der Meridiane

Mit Hilfe dieser einfachen Selbstmassage-Übung können wir das in Kapitel 2.5 kurz dargestellte Meridiansystem etwas besser kennenlernen. Je 4 Meridiane bilden den Weg für einen Umlauf des Qi. Es gibt 3 Umläufe, nach denen das Qi durch sämtliche 12 Meridiane geflossen ist (vgl. Abb. 6 in Kapitel 2.5). Im Normalzustand dauert das etwa eine halbe Stunde. Entsprechend der »Organuhr« ist das Qi in jedem Meridian 2 Stunden lang besonders aktiv. Nach 24 Stunden geht der ganze Zyklus von neuem los. Um unsere Lebensenergie zu aktivieren, klopfen wir genau in derselben Reihenfolge den Körper mit unseren Händen ab:

1. Runde: Lunge – Dickdarm – Magen – Milz
2. Runde: Herz – Dünndarm – Blase – Niere
3. Runde: Herzbeutel – dreifacher Wärmer – Gallenblase – Leber

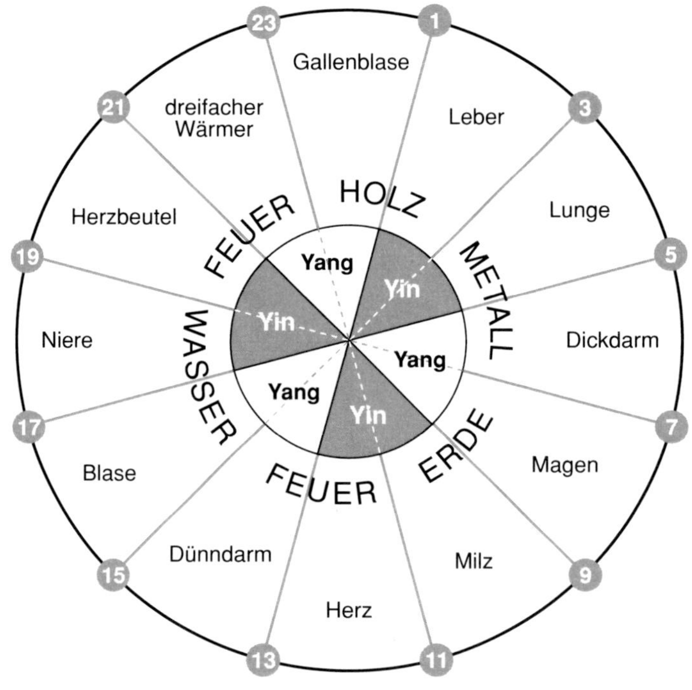

Abb. 14: Die Organuhr

Die erste Runde beginnen wir an der Vorderseite der linken Schulter und klopfen an der Innenseite des Armes (Yin-Seite) bis zu den Fingern. An der Außenseite (Yang-Seite) klopfen wir von der Hand zurück bis zur Schulter und weiter zum Hals. Dann folgt dasselbe am rechten Arm. Danach streichen wir Gesicht und Hals ein paar Mal von oben nach unten aus. Auf der Vorderseite, etwas mehr außen, klopfen wir mit beiden Händen den Brustkorb und die Hüfte ab und die Beine hinunter bis zu den Fußrücken. An der Innenseite der Füße und Beine sowie über Bauch und Brust – diesmal mehr in der Mitte – klopfen wir wieder aufwärts bis zum Ausgangspunkt.

Die zweite Runde geht genauso über die Arme bis zum Kopf. Dort streichen wir diesmal den Kopf mehrmals von der Stirn zum Nacken aus (»die Haare kämmen«). Dann klopfen wir auf die Schulterblätter, greifen mit den Händen um und klopfen den Rücken abwärts, an den Nieren etwas vorsichtiger, dann wieder etwas kräftiger am Kreuz, am Gesäß und an der Rückseite der Beine bis zur Außenseite der Füße (Yang-Seite). Um die Zehen herum geht es wieder zur Innenseite der Füße und Beine (Yin-Seite), wo wir genauso wie bei der ersten Runde zu Bauch und Brust zurückkehren.

Die dritte Runde beginnt wie die ersten beiden. Am Kopf reiben wir diesmal die Ohren und streichen den Kopf um die Ohren herum aus. Dann geht es an der Außenseite von Hals, Brustkorb, Hüfte und Beinen bis zu den Füßen hinunter und auf der Innenseite analog zu den ersten beiden Runden wieder hinauf. Ein Unterschied wird jeweils nur am Kopf und beim Abwärtsklopfen zu den Füßen gemacht, entsprechend dem Verlauf der Meridiane von Magen, Blase und Gallenblase. Die anderen Meridiane liegen relativ dicht beieinander (z.B. am Arm), so dass wir beim Klopfen nicht zwischen ihnen differenzieren.

Die gesamte Massage können Sie mehrfach wiederholen. Ich nehme morgens nach dem Duschen eine Bürste und aktiviere meinen Körper durch Abbürsten in der angegebenen Reihenfolge. Dabei lasse ich allerdings den Kopf aus. Wenn Sie eine beruhigende Wirkung erzielen wollen, dann streichen Sie den Körper mit den Händen aus, und zwar immer von oben nach unten und vom Zentrum zur Peripherie, d.h. zu den Händen und Füßen hin.

6. Eine komplexere Qigong-Übung

Die Übung »**San Dan Tao Qi Gong**« (zu deutsch: »Läuterung der 3 Dantian«) habe ich 1998 von der chinesischen Meisterin Gu Shumei aus Nanjing gelernt, die ich bereits in Kapitel 2.8 erwähnt habe. Es handelt sich um eine Übung zur inneren Alchemie, zur energetischen Reinigung der drei Dantian, die auf das 7.–8. Jahrhundert zurückgeht, also die Zeit der Tang-Dynastie in China. Sie hilft dabei, alles, was den Körper belastet, schneller loszuwerden, und bildet die Grundlage zur Klärung des Geistes. Zu dieser Methode gehören 16 Positionen bzw. Bewegungen im Stehen und 6 Ruhepositionen im Sitzen mit den jeweiligen Abschlussübungen. Sie werden in den folgenden Abschnitten in Worten beschrieben und in Bildern gezeigt. Dazu erläutere ich hier und dort die Wirkungsweise der einzelnen Positionen. Eine Tabelle mit den in der Übung vorkommenden Akupunkturpunkten finden Sie am Ende dieses Kapitels.

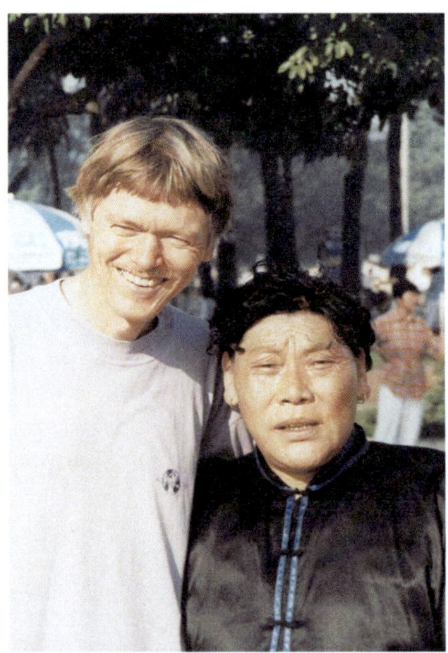

Meisterin Gu Shumei und Autor Thomas Methfessel

Ein Ziel dieser Übungsfolge ist es, das ursprüngliche Qi *(Yuan Qi)* über die Wirbelsäule nach oben zu leiten und das Gehirn mit seiner Energie zu nähren. Dem Qi folgen das Blut und andere Körperflüssigkeiten. Beim Absteigen des Qi auf der Vorderseite wird die Energie in den drei Dantians gestärkt und qualitativ verfeinert (»geläutert«). Die Basis für diesen Prozess liegt im unteren Dantian. Die äußere Haltung und Bewegung dient als Schlüssel für die Entwicklung des inneren Qi. Die Wirkung ist also ganz ähnlich wie bei der schon erwähnten Übung des »Kleinen Himmelskreislaufs« und anderen Übungen aus dem »Stillen Qigong«.

6.1. Die 16 Abschnitte im Stehen

Suchen Sie sich einen geeigneten Platz und die optimale Richtung zum Üben aus. Dabei können Ihnen die Prinzipien des Feng Shui helfen (vgl. Kapitel 2.4). Stellen Sie sich bequem und etwas locker hin, lassen Sie die Schultern und Arme hängen und entspannen Sie Gesicht, Brustkorb und Bauch. Atmen Sie ein paar Mal tief aus und lassen Sie die Gedanken zur Ruhe kommen. In der Regel bleiben die Augen während der Übungen im Stehen geöffnet. Falls Sie sie in den Ruhephasen leicht schließen möchten, ist das auch möglich. Eine allgemeine Anweisung lautet: »Das dritte Auge schaut zur Nase, die Nase schaut zum Herzen, das Herz schaut zum unteren Dantian.«

Anfangs können Sie zur Selbstkontrolle öfter vor einem großen Spiegel üben. Die erste Stellung dient dem Eintreten in die Ruhe. Sie können gleich mit ihr beginnen. Diese Position sollte 5–10 Minuten eingenommen werden, die weiteren Stellungen und Bewegungen dauern jeweils 1–2 Minuten. Die gesamte Übungszeit beträgt 20–30 Minuten.

1. Heben Sie die Arme einmal seitwärts bis auf Schulterhöhe, wobei die Handflächen zum Himmel (Yang) zeigen. Dann wenden Sie diese zur Erde (Yin) und lassen die Arme langsam wieder absinken. Die Fußspitzen werden nun nach innen eingedreht und die Knie etwas gebeugt. Das Steißbein sinkt nach unten, der untere Rücken dehnt sich leicht aus. Stellen Sie sich vor, einen Ball zwischen den Knien zu halten. Die Mittelfinger sind angewinkelt und zeigen zur Hosennaht, während die übrigen Finger gerade bleiben. Unter den Achselhöhlen ist etwas Luft. Kopf und Hals sind aufgerichtet. Bleiben Sie mindestens 5 Minuten so stehen.

   Diese anfangs etwas mühselige Haltung wirkt auf die Rückseite des Körpers, auf das Lenkergefäß *(Dumai)* und besonders auf den Bereich um den »Lebenstor«-Punkt *(Mingmen)* und stärkt das ur-

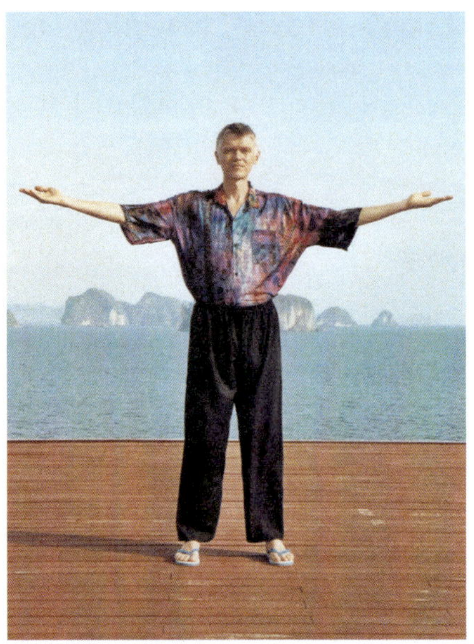

Teil 1 – steigende Bewegung

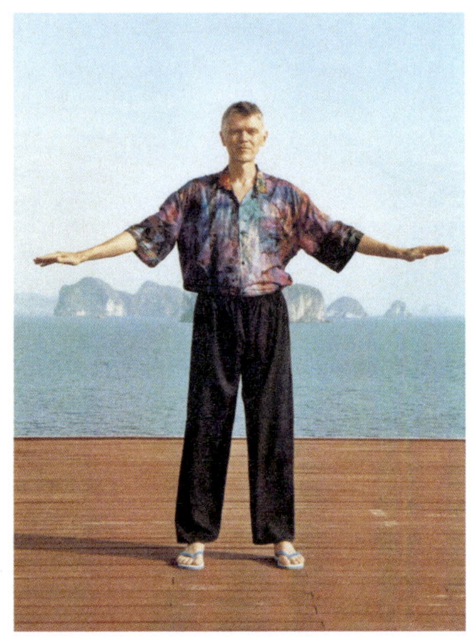

Teil 1 – sinkende Bewegung

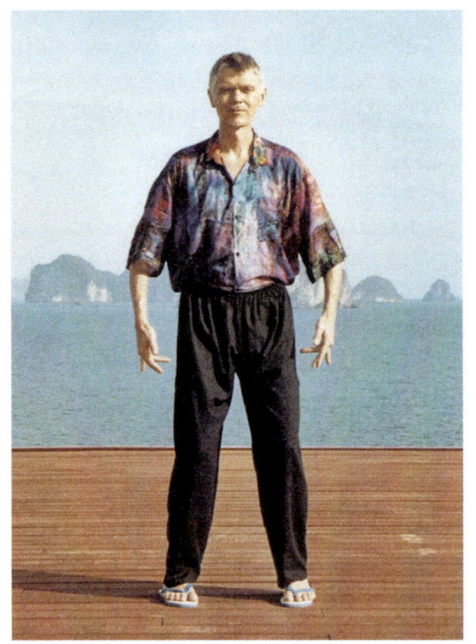

Position 1

sprüngliche Qi. Außerdem entsteht eine energetische Verbindung zwischen dem Herzbeutel-Meridian an der Spitze der Mittelfinger und dem Gallenblasen-Meridian außen am Bein.

2. Jetzt werden die Fußspitzen auswärts gedreht, und der Körper wird etwas mehr aufgerichtet. Die Knie sind fast gerade, ebenso wie die Finger. Lassen Sie die Arme locker hängen und bleiben Sie für 2–3 Minuten so stehen. Spüren Sie, wie sich der gesamte Körper entspannt. Dieses Mal geht die Wirkung mehr auf die Vorderseite des Rumpfes und das Dienergefäß *(Renmai)*.

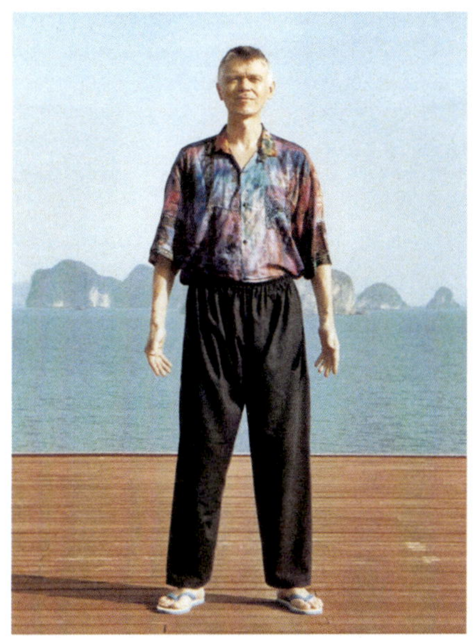

Position 2

3. Die Arme steigen bis auf Brusthöhe und sind gerundet, als ob Sie einen großen Ball vor der Brust hielten. Achten Sie darauf, die Ellenbogen ein wenig sinken zu lassen und die Schultern nicht hochzuziehen. Drehen Sie nun den linken Fuß etwas ein, und verlagern Sie dann das Gewicht auf das linke Bein. Als nächstes drehen Sie den Körper und den rechten Fuß um 90 Grad nach rechts. Nach etwa 30 Sekunden kommen Sie zur Mitte zurück, drehen diesmal den rechten Fuß etwas ein und machen dann die entsprechende Drehung zur lin-

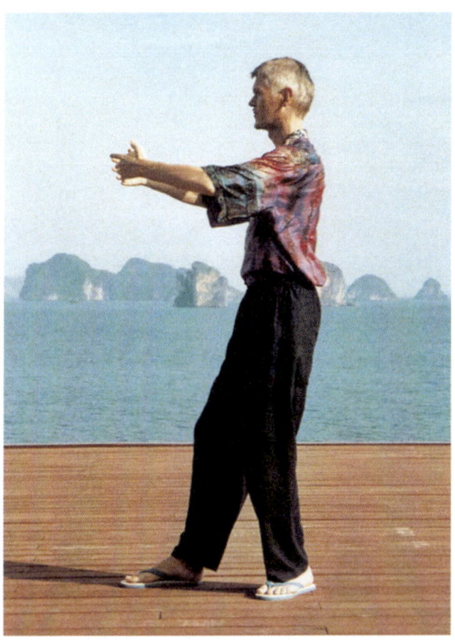

Position 3 – rechts

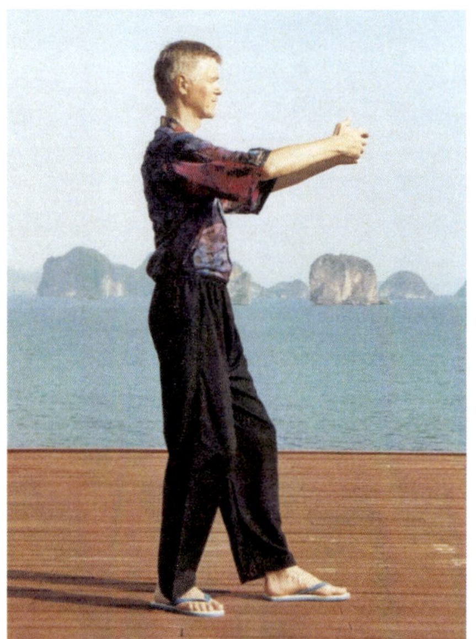

Position 3 – links

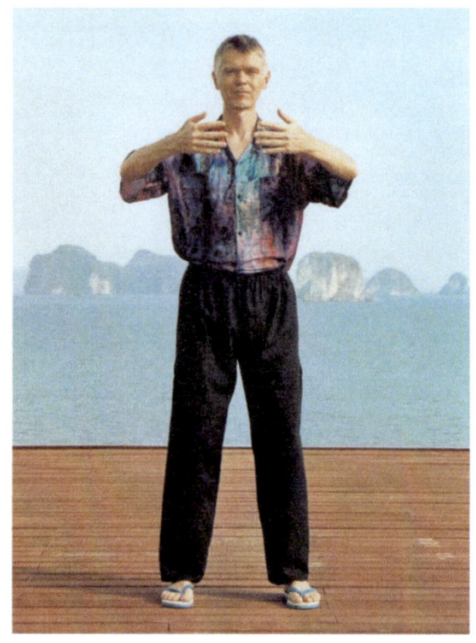

Position 3 – Mitte

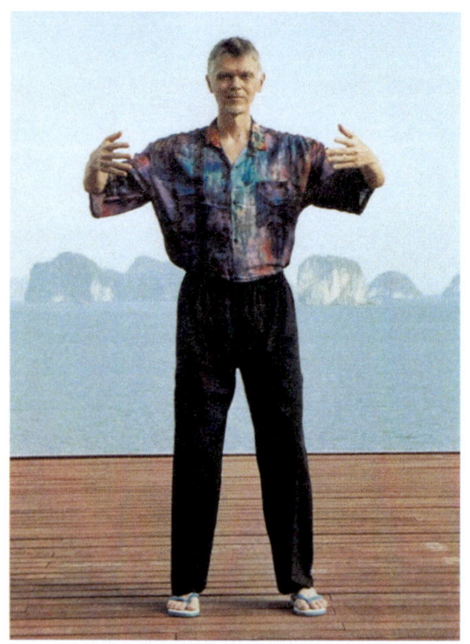

Teil 4 – öffnende Bewegung

ken Seite. Nach einer Weile kommen Sie zurück in die Ausgangsposition und bleiben für 30–60 Sekunden so stehen. Die Füße sind dabei etwa parallel zueinander.

4. Ziehen Sie die Arme langsam seitwärts auseinander und führen sie wieder zurück, als ob Sie eine Ziehharmonika spielen würden. Spüren Sie das Qi wie eine zähe Masse zwischen den Händen, die sie erst auseinander ziehen und dann wieder zusammendrücken. Lassen Sie die Handgelenke dabei ganz entspannt, so dass die Hände

sich geschmeidig bewegen können. Es sollte sich eine deutliche Empfindung einstellen. Dieser Teil wird 3mal ausgeführt.

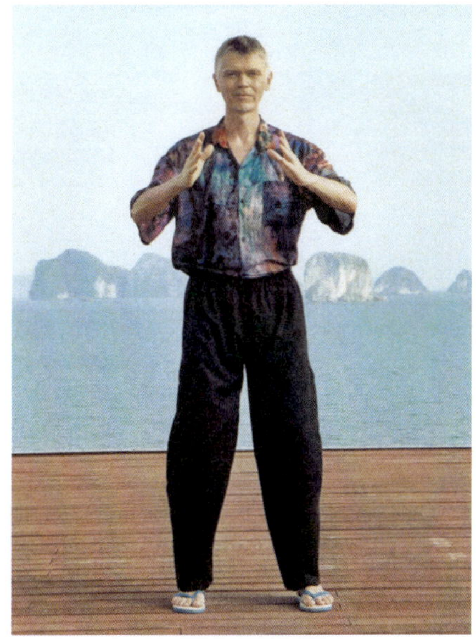

Teil 4 – schließende Bewegung

5. Nun drehen Sie die Hände so, dass sie vor der Brustmitte übereinanderstehen und einen imaginären kleinen Ball halten. Ihr Abstand sollte 10–15 cm betragen. Männer haben die linke und Frauen die rechte Hand oben. Sie beginnen mit kleinen phasenversetzten Kreisbewegungen, als wenn Sie den Ball zwischen den Händen horizontal rollen würden (siehe Abb. 15). Die Hände beschreiben insgesamt 9 solcher Yin-Yang-Kreise, bei den Männern linksherum (d.h. im Gegenuhrzeigersinn), bei den Frauen rechtsherum (im Uhrzeigersinn). Wie in Teil 3 drehen Sie den ganzen

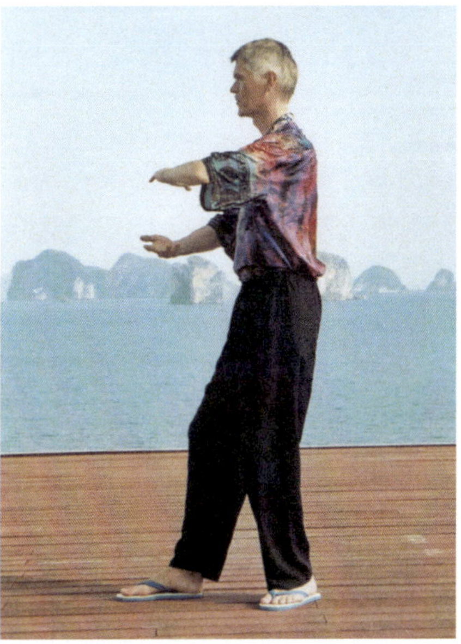

Position 5 – rechts

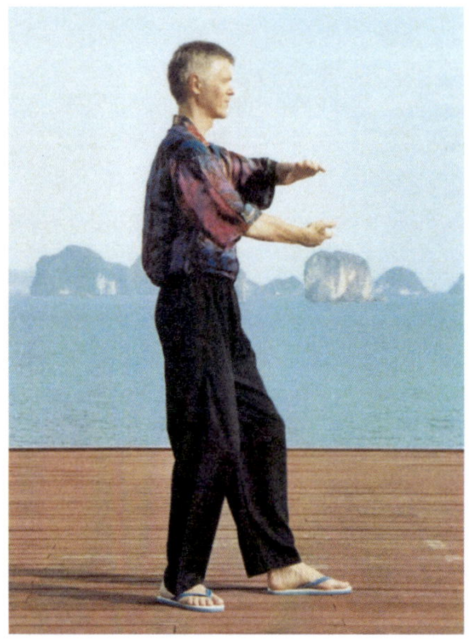

Position 5 – links

Körper zunächst nach rechts und machen dort 3 Kreise, dann auf der linken Seite ebenfalls 3 Kreise. Zuletzt beschreiben Sie 3 Kreise in der Mitte, wobei Sie die Hände langsam zum Bauch absinken lassen.

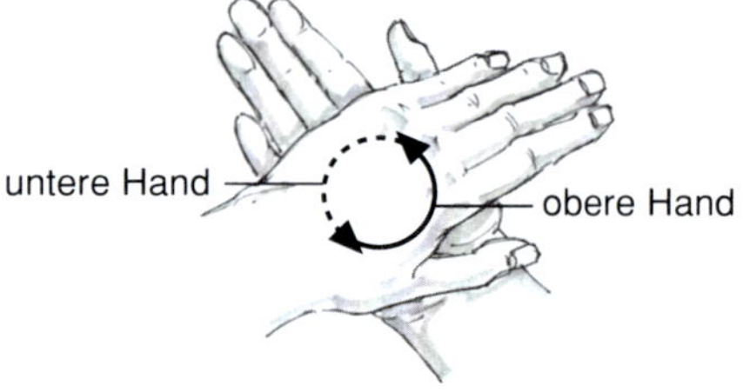

Abb. 15: Bewegung der Hände

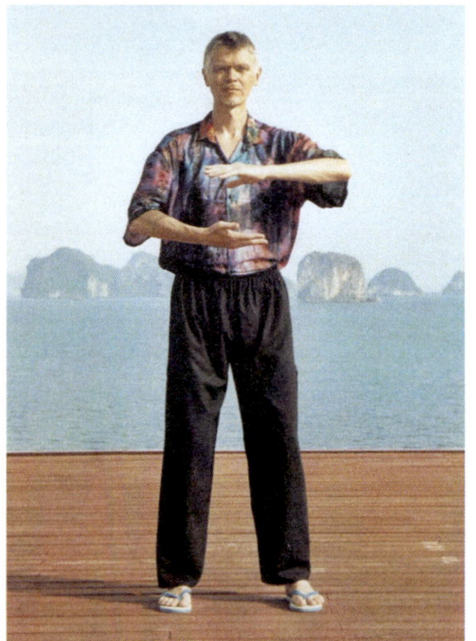

Position 5 – Mitte

6. Die Handflächen werden vor der Bauchmitte so aufeinander gelegt, dass die Spitzen der Mittelfinger die Sehnen dicht beim anderen Handgelenk berühren. Sie liegen nun auf den *Neiguan*-Punkten (»innere Passtore«). Ihre genaue Lage ist in der Tabelle der Akupunkturpunkte am Ende des Kapitels beschrieben. Männer haben die linke und Frauen die rechte Hand zuoberst. Bleiben Sie 1–2 Minuten oder länger so stehen.

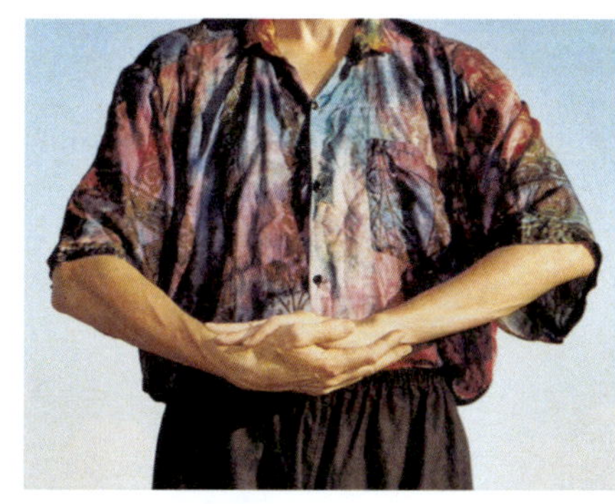

Position 6 – Hände

7. Danach dreht sich die obere Hand so unter die untere, dass beide Handflächen schalenförmig nach oben zeigen. Nur die Daumenspitzen sind dabei in Kontakt, ansonsten ist etwas Luft zwischen den Händen. Halten Sie die Finger leicht geschlossen. Männer haben jetzt die rechte und Frauen die linke Hand oben. Die Hände befinden sich mit etwas Abstand vor dem Unterbauch, also etwas unterhalb vom Nabel.

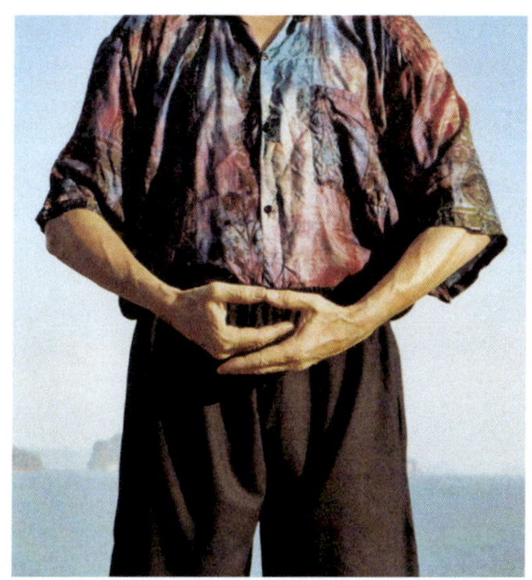

Position 7 – Hände

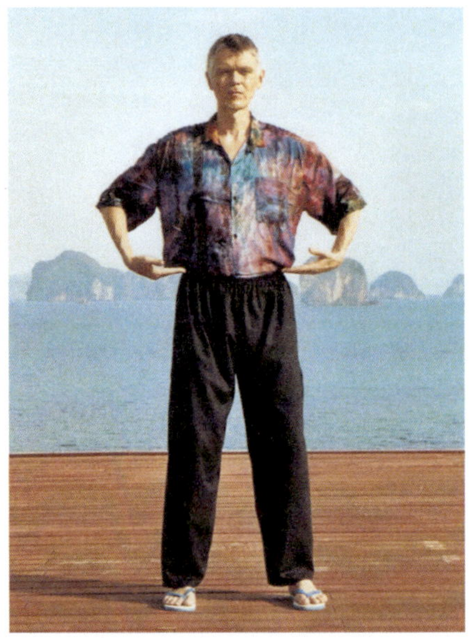

Teil 8 – Bewegung nach hinten

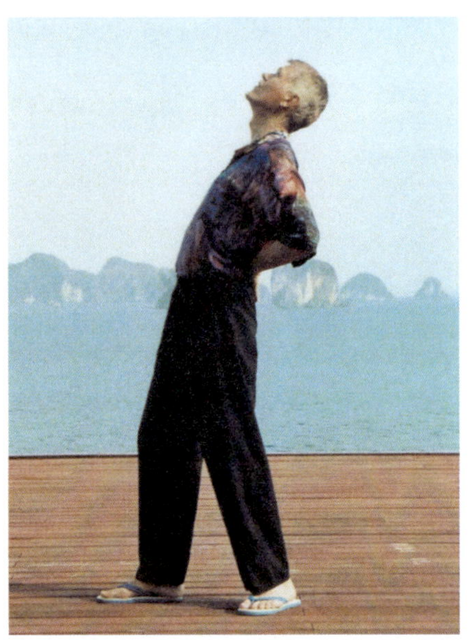

Position 8 – rechts

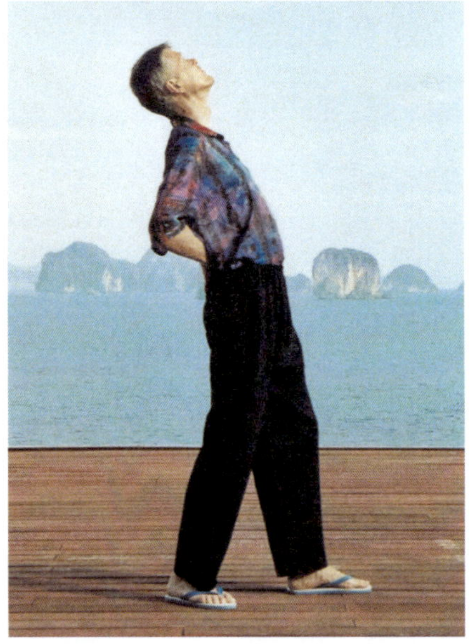

Position 8 – links

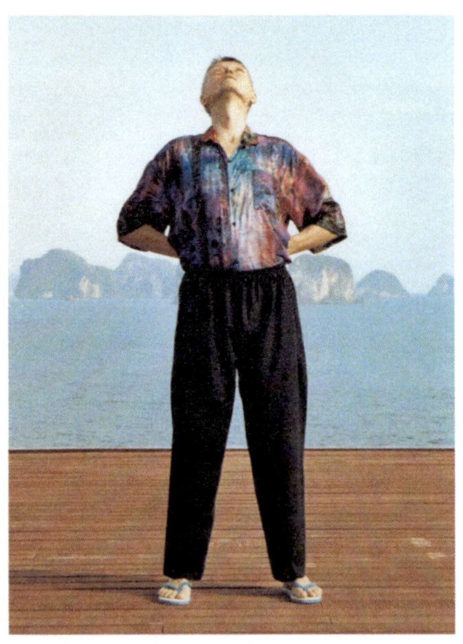

Position 8 – Mitte

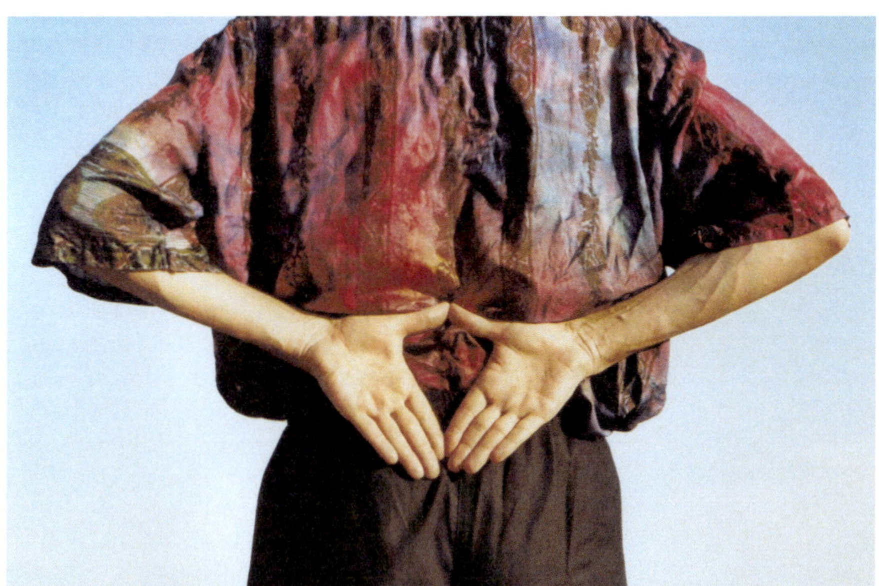

Position 8 – Hände

8. Die Hände trennen sich, und die Fingerspitzen ziehen seitlich um den Gürtelmeridian *(Daimai)* herum. Hinten legen sich die Hände mit den Handrücken zum Körper in der sogenannten »Tigermaul«-Stellung um den *Mingmen*-Punkt (»Lebenstor«). Dabei berühren sich die Spitzen von Daumen und Zeigefingern, und die wichtigen Akupunkturpunkte *Hegu* (Dickdarm 4) und *Shenshu* (Blase 23) liegen übereinander. In dieser Position drehen Sie den Körper nun wieder nach rechts, nach links und zur Mitte zurück, wie in Teil 3 beschrieben. In allen 3 Stellungen sollen Sie für 5–10 Sekunden »zum Mond schauen«, also nach oben, und dabei den Brustkorb dehnen. Dies hat u. a. eine positive Wirkung auf die Leber. Seien Sie etwas vorsichtig bei Problemen mit der Halswirbelsäule. Der Mond symbolisiert das Yin im Yang (Himmel – oben).

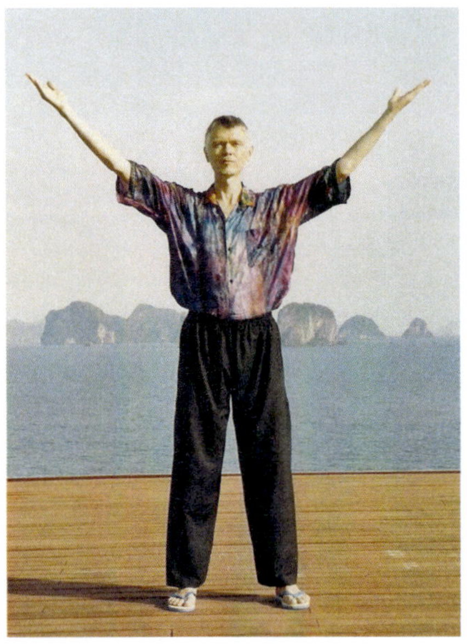

Teil 9 –steigende Bewegung

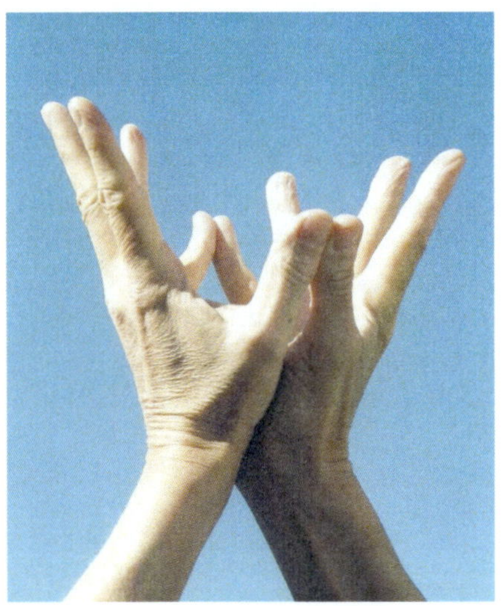

Position 9 - Hände

9. Die Hände werden wieder um den *Daimai* zurück bis vor die Bauchmitte gebracht, wobei die Handflächen nach oben weisen und die Fingerspitzen zueinander hin. Dann führen Sie die Arme im Bogen seitwärts nach oben bis über den Kopf, wo die Hände das „Lotus-Mudra" formen. Hier bilden die 10 Finger, deren Spitzen zum Himmel zeigen, eine Art von Blütenkelch. Die Handballen berühren sich sowie die Spitzen der Daumen und der kleinen Finger. So wird das „Himmelstor" (*Baihui*) für das von oben her einströmende Qi geöffnet. Wenn es für Sie angenehmer ist, können Sie die Daumen und kleinen Finger etwas voneinander lösen, wie es auf dem großen Foto zu sehen ist.

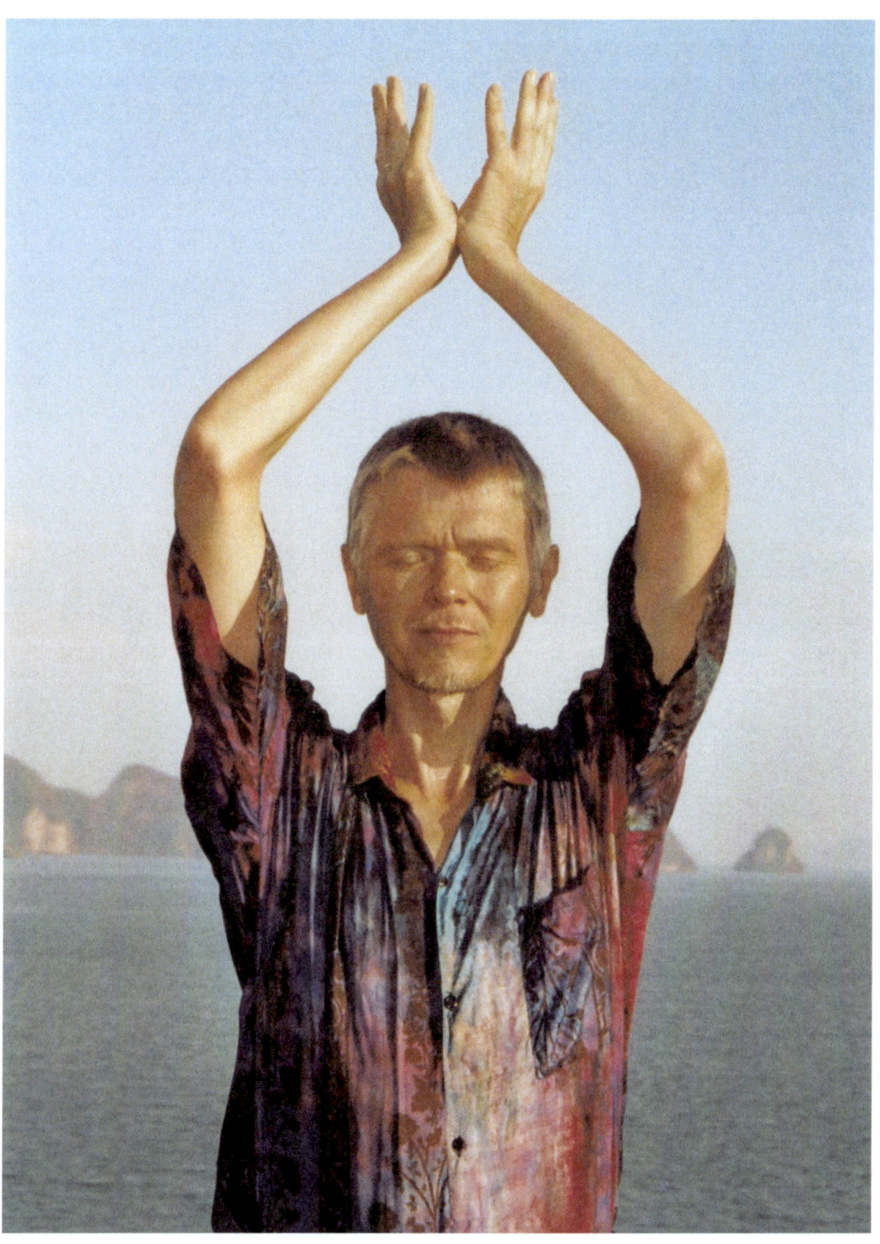

Position 9 – Lotus-Mudra

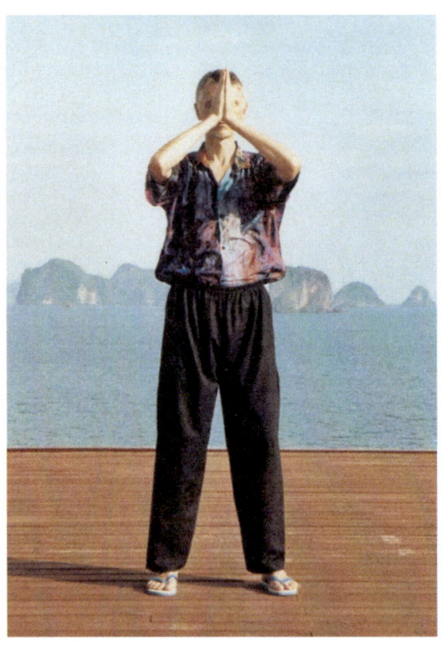

Position 10

10. Die Hände werden bis auf Stirnhöhe abgesenkt und die Handflächen aneinander gelegt wie zum »Gebets-Mudra« (buddhistische Handhaltung). Dabei berühren die Daumen mit den Endgelenken den *Tianmu*-Punkt (»Himmelsauge«). Dieser liegt zwischen den beiden Augenbrauen und bildet den Eingang zum oberen Dantian in der Kopfmitte. Lassen Sie die Schultern locker und schließen Sie die Augen. Die Positionen im Kopfbereich sollten Sie anfangs etwas kürzer halten.

11. Die Hände werden weiter abgesenkt, bis die Grundgelenke der Daumen den *Tanzhong*-Punkt (»Brustmitte«) berühren, den Eingang zum mittleren Dantian tiefer im Inneren. Hier können Sie Ihre Herzensenergie fühlen. Entspannen Sie die Schultern und atmen Sie ganz weich und natürlich.

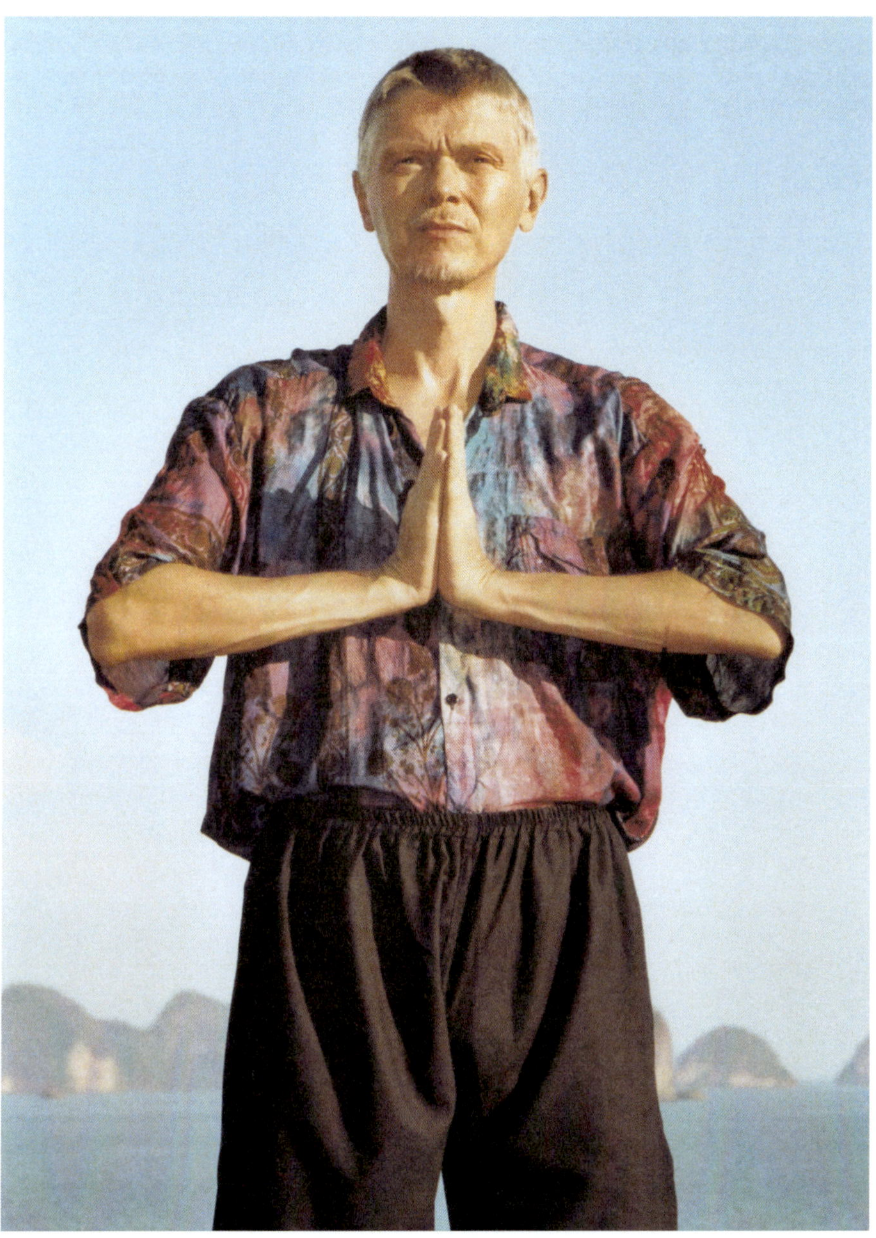

Position 11

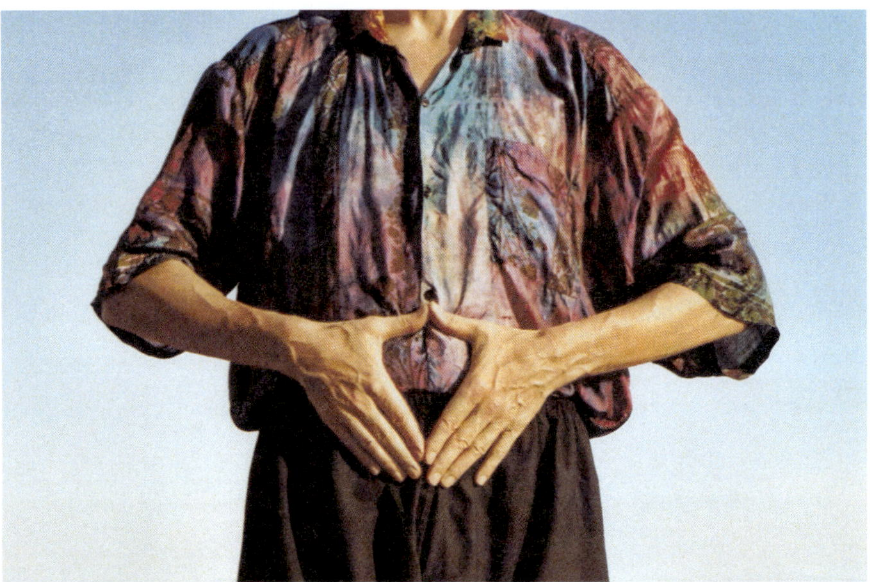

Position 12 – Hände

12. Die Hände werden noch weiter abgesenkt und in »Tigermaul«-Stellung auf den Bauch gelegt, die Finger um den Nabel herum. Dabei liegen die *Laogong*-Punkte (Mitte der Handflächen) etwa auf dem Gürtelmeridian *(Daimai)*, die Fingerspitzen etwa am *Guanyuan*-Punkt (»Pforte des Ursprungs«). In dieser Position können Sie etwas länger verweilen und dabei mehrfach den Speichel schlucken.
13. Lösen Sie die Hände voneinander und führen Sie die Arme mit den Handflächen nach oben seitlich empor, bis sie bogenförmig über dem Kopf sind. Die Handflächen zeigen zu den »Drachenhörnern« etwas seitlich vom *Baihui*-Punkt (»Himmelstor«). Sie können sich vorstellen, dass Qi in den Scheitelbereich einströmt.
14. Die Arme werden mit nach unten weisenden Handflächen dicht vor dem Körper wieder abgesenkt und die Hände so auf den Unterbauch aufgelegt, dass die Daumen verschränkt sind. Männer haben den linken Daumen außen am *Hegu*-Punkt der rechten Hand und den rechten Daumen innen am *Laogong*-Punkt der linken Hand. Für Frauen ist es genau umgekehrt.

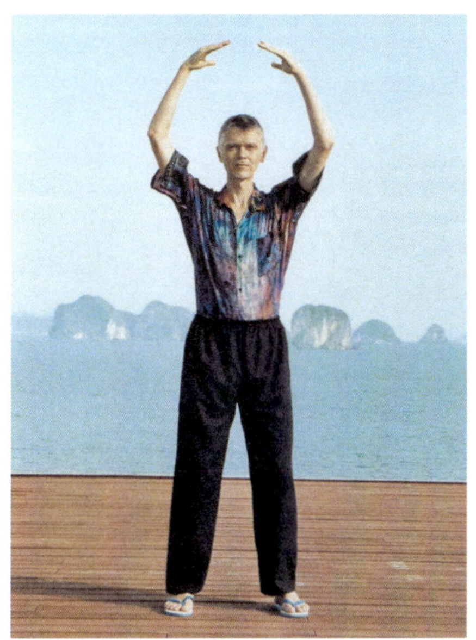

Position 13

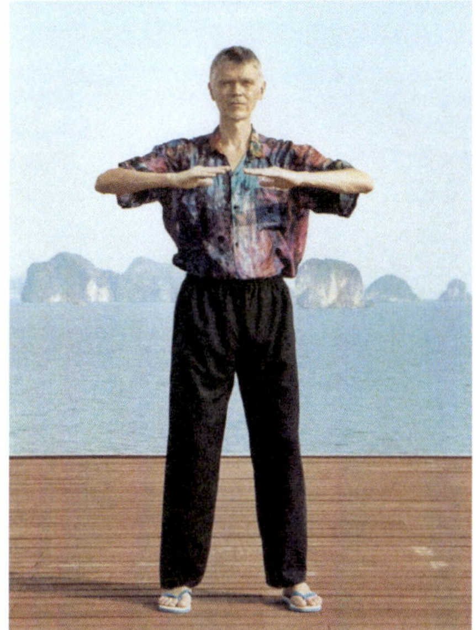

Teil 14 – sinkende Bewegung

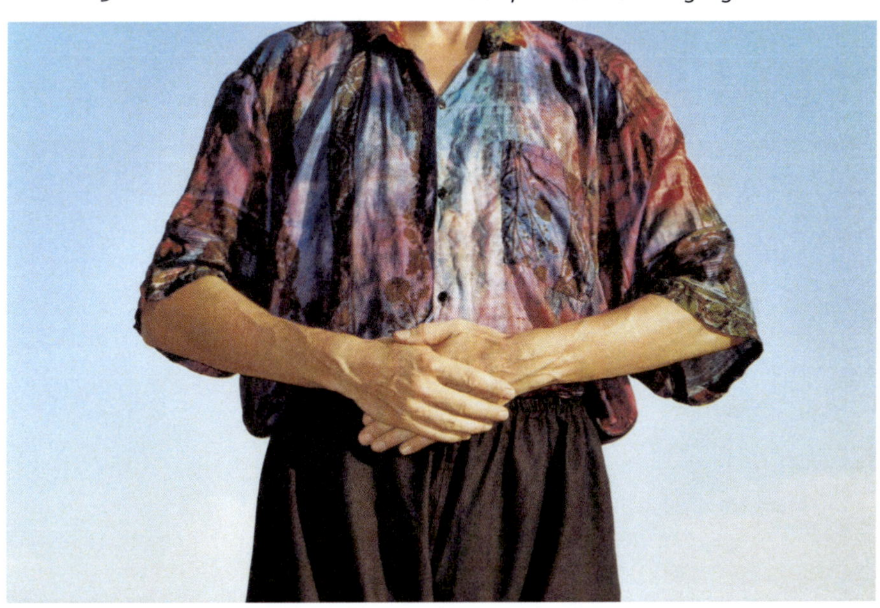

Position 14 – Hände

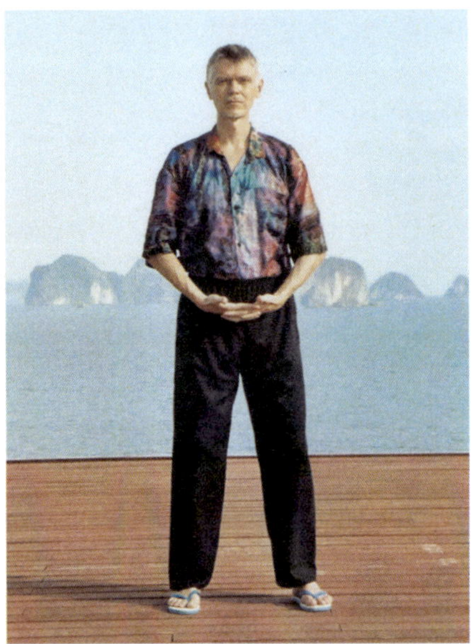

Teil 15 – untere Position

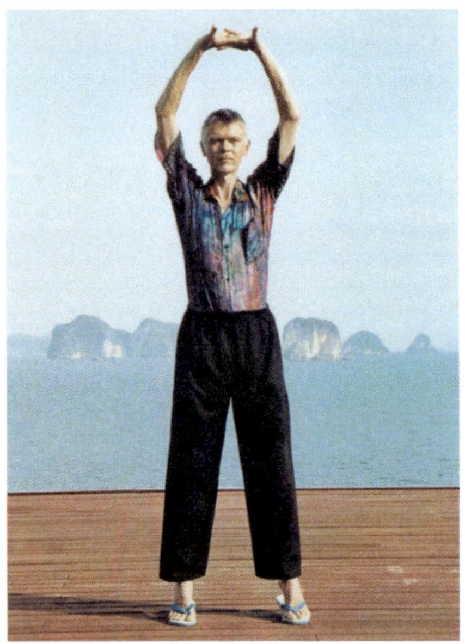

Teil 15 – obere Position

15. Danach öffnen Sie die Hände und falten die Finger etwas oberhalb des Schambeins (vor dem *Guanyuan*-Punkt). Die Handflächen zeigen nach oben, und die Daumen sind nach vorn gestreckt. Mit dem Einatmen bringen Sie die gefalteten Hände vor dem Körper nach oben und atmen dabei ein. Etwa auf Kopfhöhe wenden Sie die Hände und stoßen sie dann mit einem kräftigen HOU-Laut nach oben. Dabei sollen die Fersen angehoben werden, und der Körper streckt sich. Dann werden die Fersen wieder aufgesetzt und die Hände auf demselben Weg zum Unterbauch zurückgeführt. Der ganze Körper entspannt sich dabei. Dieser Teil wird 3mal ausgeführt.

16. Die rechte Hand legt sich nun auf den Bauchnabel, die linke mit dem Handrücken auf den *Mingmen*-Punkt, dem Nabel gegenüber im Lendenbereich. Die rechte Hand kreist 9- oder 36mal im Uhrzeigersinn um den Nabel (links abwärts beginnend), und zwar relativ zügig, die linke bleibt ruhig liegen. Gleichzeitig machen Sie im Takt dazu kleine Schritte auf der Stelle. Pro Kreis wird jeweils ein Bein leicht angehoben. Danach wechseln die Hände ihre Position, und die linke Hand kreist 9- oder 36 mal im Gegenuhrzeigersinn um den Nabel (rechts abwärts beginnend). Hier gibt es keinen Unterschied zwischen Männern und Frauen.

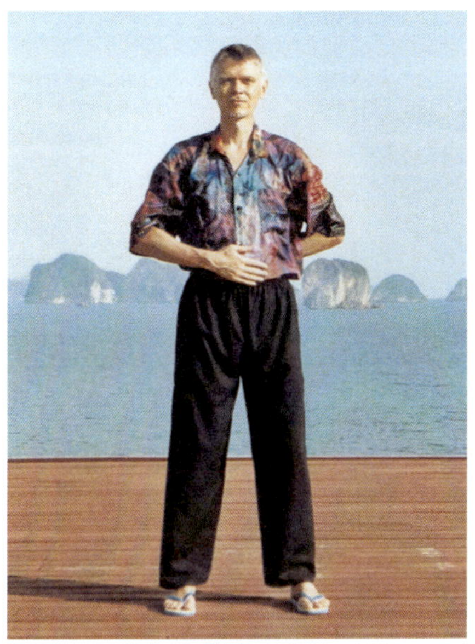

Teil 16 – Kreisen im Uhrzeigersinn

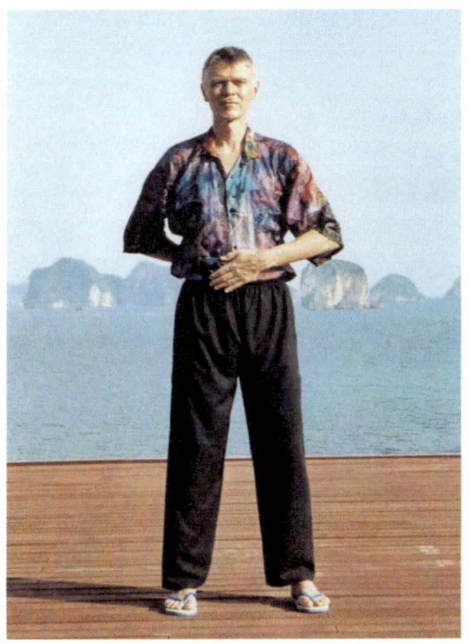

Teil 16 – Kreisen im Gegenuhrzeigersinn

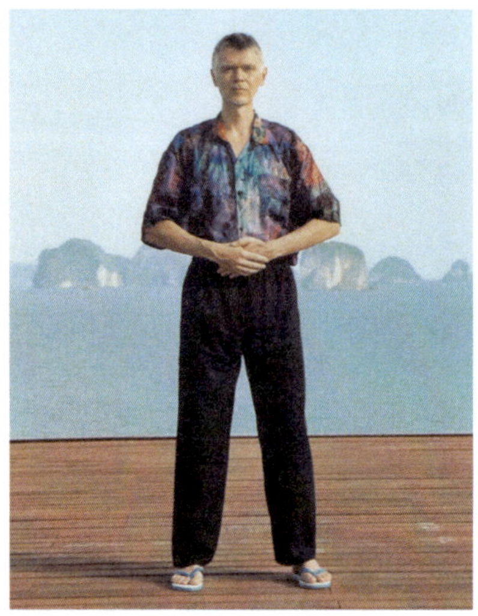

Zum Abschluss *(Shougong)* werden die Arme noch einmal wie in Teil 13 seitlich bis über den Kopf geführt und langsam in der Mitte wieder abgesenkt. Dann legen Sie die Hände wie in Position 14 mit gekreuzten Daumen auf den Bauch und schließen die Augen. Sie können jetzt einfach in Ruhe stehen bleiben und etwas nachspüren, bevor Sie mit den dynamischen Abschlussübungen beginnen, die im nächsten Abschnitt beschrieben werden.

Abschluss-Position

6.2. Die Abschlussübungen

Ähnliche Übungen zur Belebung und Lockerung werden nach Qigong-Übungen aus ganz verschiedenen Schulen durchgeführt. Ich beschreibe sie hier so, wie die Meisterin Gu Shumei sie mit uns geübt hat. Der erste Teil ist für Gesicht und Kopf, der zweite für Rumpf und Beine und der dritte eine ganzheitliche Körperbewegung in die 4 Himmelsrichtungen.

Gesicht und Kopf

- kräftig die Hände aneinander reiben
- »das Gesicht waschen«, mit den Händen Kummer und Sorgen aus dem Gesicht streichen
- »die Haare kämmen«, den Kopf von der Stirn zum Nacken hin ausstreichen, die Fingerspitzen dabei wie einen großen Kamm benutzen
- den Schädel von vorn nach hinten mit den Fingerspitzen abklopfen
- die Ohren kräftig auf und ab reiben, dabei ist der Zeigefinger hinter der Ohrmuschel, die übrigen Finger davor
- die Augenränder mit den Endgelenken der Daumen von innen nach außen ausstreichen (je 3mal)

- mit Daumen und Zeigefinger an der Nasenwurzel zupfen
- die Nasenflügel mit den Daumen auf und ab reiben (9mal)
- mit der Mittelfingerspitze die Nasenflügel massieren (9mal)
- die Nasenspitze mit dem *Laogong*-Punkt reiben, erst mit der einen, dann umgekehrt herum mit der anderen Handfläche (je 9mal)

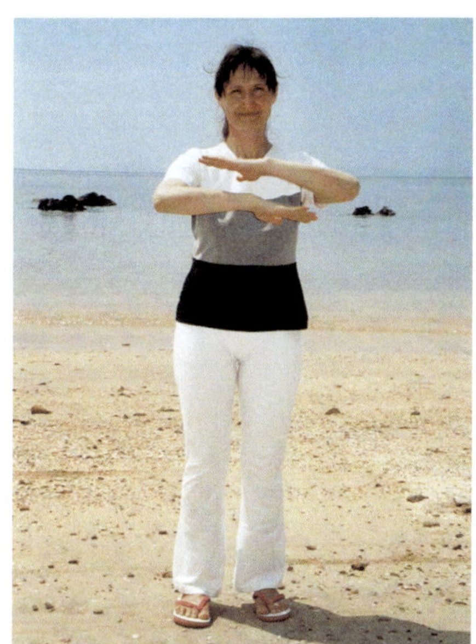

Brustkorb weiten – geschlossen

Rumpf und Beine

- die angewinkelten Arme nach hinten und wieder nach vorn bewegen, so dass sich die Brust weitet, und zugleich 9 oder 36 Schritte auf der Stelle machen
- den ganzen Körper abklopfen (Arme von den Schultern abwärts, Brust, Flanken, Gesäß, Beine außen abwärts und innen wieder aufwärts)
- kräftig den Kreuz-Lenden-Bereich reiben
- die Füße zusammenstellen, die Hände auf die leicht gebeugten Knie legen und die Knie rotieren lassen (je 9mal links- und rechtsherum)
- langsam bis hinunter in die Hocke gehen und wieder aufrichten, die Hände bleiben dabei auf den Knien (3mal)
- die Knie und die Kniescheiben massieren

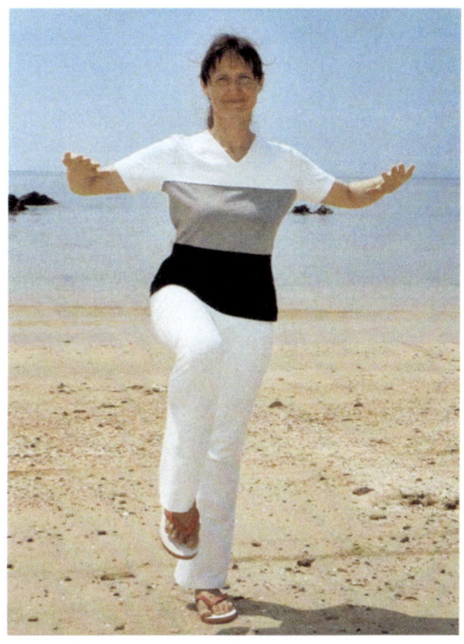

Brustkorb weiten – geöffnet

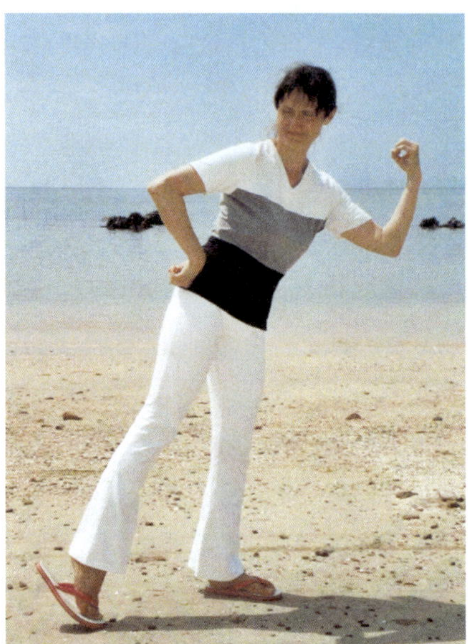

Der Drache schaut zu seinem Schwanz

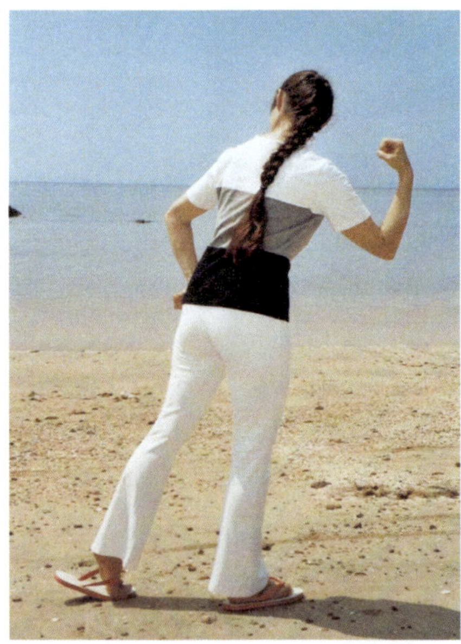

Der Drache schaut zu seinem Schwanz

Im Anschluss können Sie eine rhythmische Bewegungsübung durchführen, die den schönen Namen trägt: »Der Drache schaut zu seinem Schwanz«. Dabei macht der ganze Körper eine diagonale Rotation, und Sie kommen wieder in Schwung. Machen Sie dazu Hohlfäuste, so als würden Sie einen Fahrradlenker umfassen. Der Daumen legt sich locker auf die Spitzen von Zeige- und Mittelfinger. Nun beginnt sich der Körper abwechselnd nach links und rechts zu drehen, der Blick geht jeweils über eine Schulter nach hinten. Wenn Sie sich nach rechts drehen, schauen Sie über die rechte Schulter und setzen den rechten Fuß unbelastet etwas nach hinten mit den Zehen auf. Zugleich klopft die rechte Faust mit der Daumenseite (»Faustauge«) locker auf den *Huantiao*-Punkt (Gallenblase 30), außen am Gesäß gleich hinter dem Oberschenkelknochen. Gleichzeitig steigt die linke Faust etwa bis auf Kopfhöhe. Dann schwingen Sie wieder zurück und drehen sich mit der entsprechenden Bewegung nach links. Wenn Sie die Bewegung 9mal ausgeführt haben, drehen Sie sich um 90 Grad nach rechts und beginnen erneut. Danach drehen Sie sich noch 2mal weiter, bis Sie alle 4 Himmelsrichtungen begrüßt haben. So können

Sie diese Übung insgesamt 36mal (4 mal 9) machen und bringen dabei alle 24 Wirbel und die 4 Extremitäten in Bewegung.

6.3. Die Ruhe-Positionen im Sitzen

Sie können für die Ruheübungen auf einem Stuhl sitzen oder im Schneidersitz bzw. Lotus-Sitz auf der Erde, wenn Sie das gewohnt sind. Sie sollten möglichst so sitzen, dass Ihre Wirbelsäule aufrecht ist, ohne dass Sie sich dabei anstrengen müssen. Wenn Sie einen Stuhl mit einer geraden Lehne haben, können Sie sich auch leicht anlehnen. Besser ist es, etwas mehr vorn auf der Stuhlkante zu sitzen. Diese Übungen können Sie unabhängig von den Übungen im Stehen ausführen oder im Anschluss daran. Sie können ebenso einzelne von ihnen üben, dafür aber etwas länger.

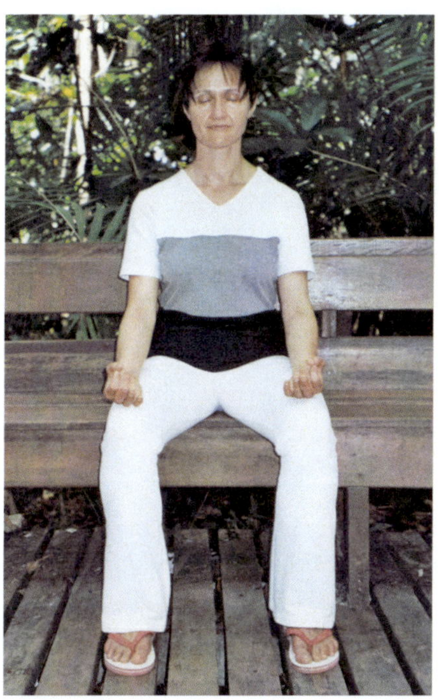

Position 1

1. Sitzen Sie still und treten Sie in den Ruhezustand ein. Sie können während der gesamten Übung mit der Zungenspitze leicht den oberen Gaumen berühren, dicht hinter den Schneidezähnen. Das fördert die Qi-Zirkulation auf dem Lenker- und Dienergefäß. Legen Sie die Hände so auf die Knie, dass sich die Spitzen von

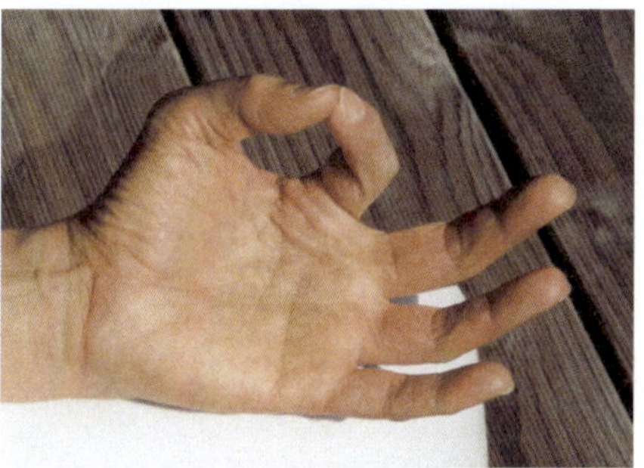

Position 1 – Hand

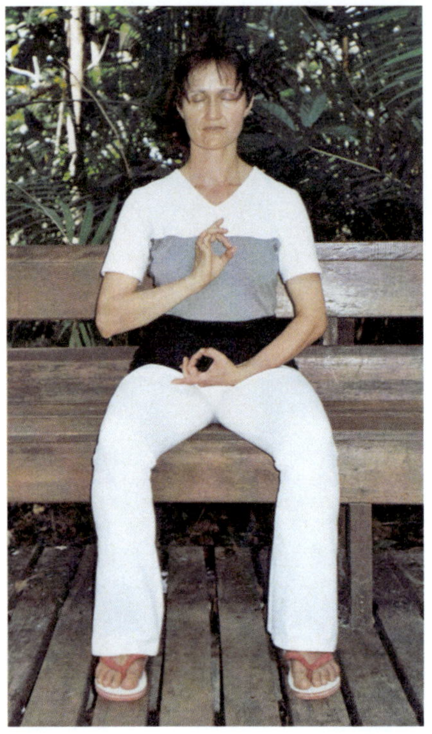

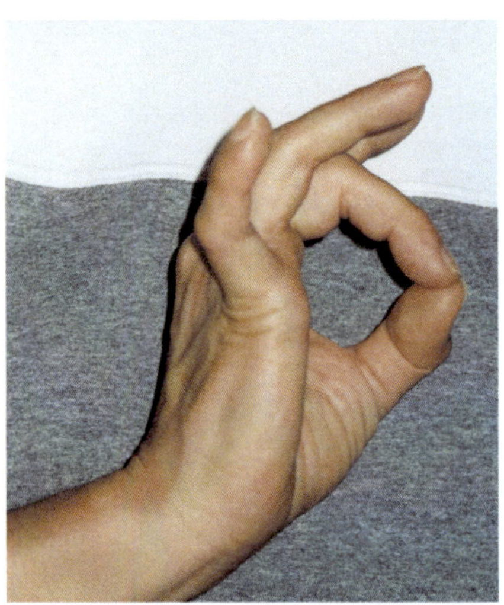

Daumen und Zeigefinger berühren und einen Ring bilden. Die Handflächen schauen dabei nach oben. Im Yoga nennt man diese Handhaltung *Gyan-Mudra*. Bleiben Sie eine Weile so sitzen (5 Minuten oder länger) und lassen Sie die Gedanken zur Ruhe kommen. Dazu können Sie z. B. an das untere Dantian in der Mitte vom Unterbauch denken.

2. Frauen bringen jetzt die rechte Hand auf Brusthöhe, mit der Handfläche nach links zeigend, und die linke Hand vor den Unterbauch, mit der Handfläche nach oben zeigend. Jetzt bilden die Mittelfinger und Daumen einen Ring und berühren sich mit den Spitzen. Für Männer ist die Handhaltung genau umgekehrt. Diese Handhaltung habe ich bei Buddha-Statuen in China gesehen. Sie fühlt sich sehr schön an und verbindet den Bauch-Becken-Raum mit dem Herzen. Vielleicht verschwimmt das Zeitgefühl für Sie. Kümmern Sie sich nicht um eine bestimmte Übungsdauer.

Oben: Position 2
Links: Position 2 – Hand

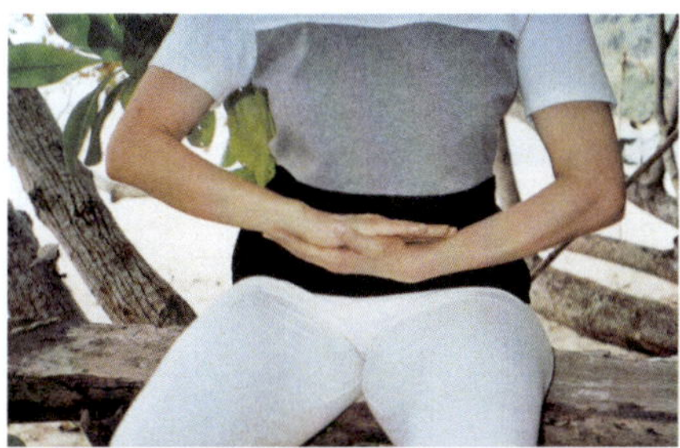

3. Lösen Sie dann die Finger voneinander und wenden Sie die Hände so, dass die obere nach unten schaut und die untere nach oben. Stellen Sie sich vor, dass Sie einen großen Energieball zwischen den Händen halten. Führen Sie die rechte Hand langsam abwärts, bis die Handflächen vor der Bauchmitte aufeinander liegen. Die Mittelfingerspitzen berühren den *Neiguan*-Punkt am anderen Unterarm wie bei Abschnitt 6 im Stehen. Frauen sollten jetzt die rechte und Männer die linke Hand oben haben. Bleiben Sie ein paar Minuten lang in dieser Position.

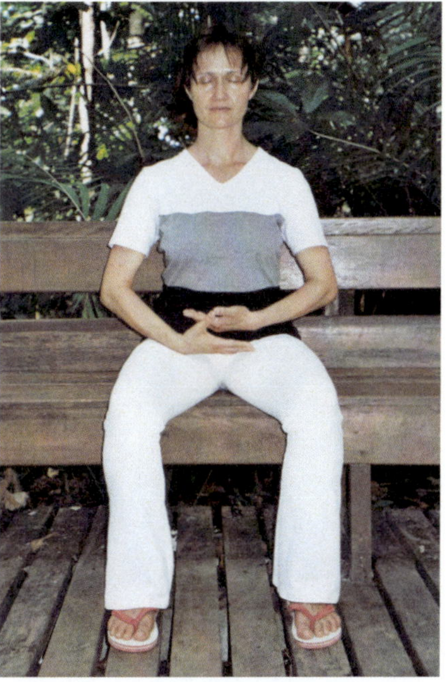

4. Danach dreht sich die rechte Hand unter die linke, und die Handflächen werden schalenförmig nach oben gehalten wie bei Abschnitt 7 im Stehen. Nur die Daumenspitzen berühren sich. Jetzt haben Frauen die linke Hand oben und Männer die rechte. Beide Hände befinden sich vor dem Unterbauch. Verweilen Sie auch so für ein paar Minuten.

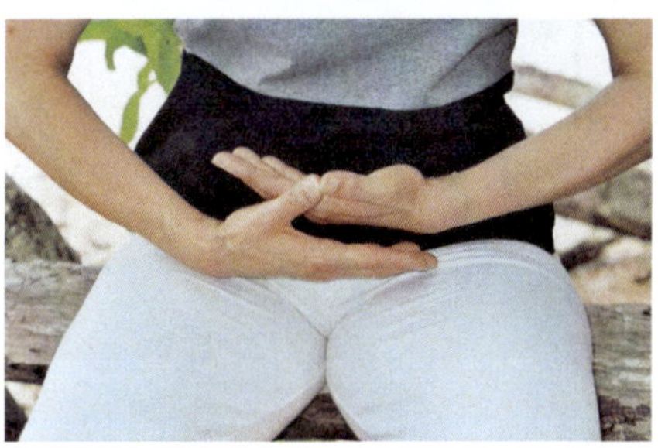

Oben: Position 3 – Hände
Mitte: Position 4
Rechts: Position 4 – Hände

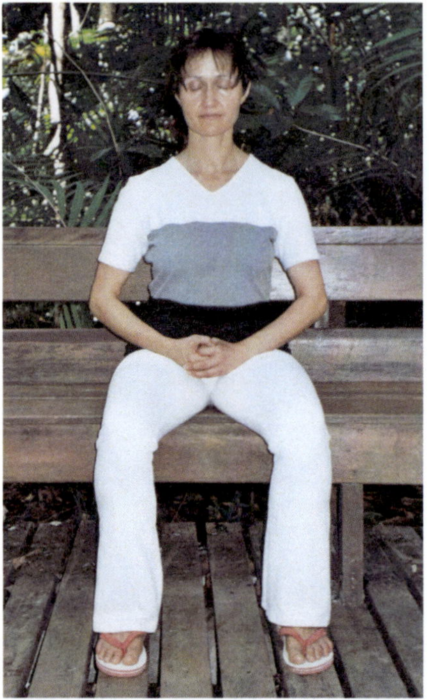

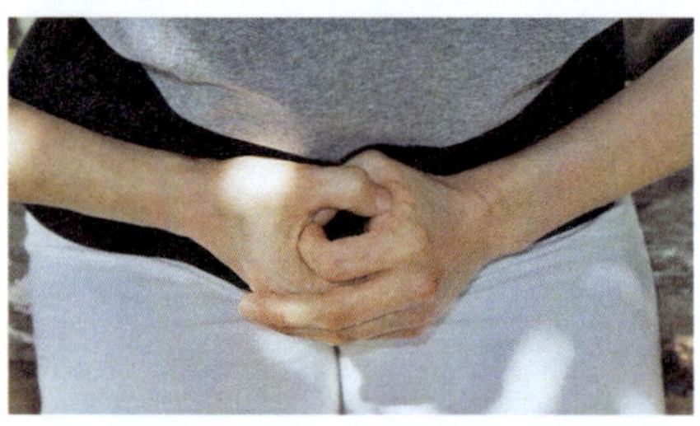

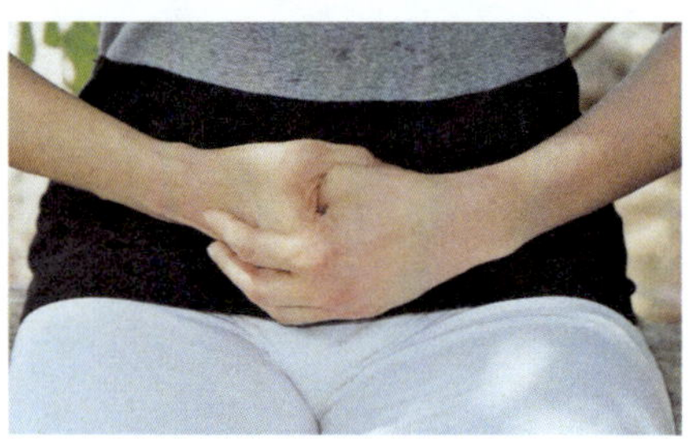

5. Die nächste Handhaltung ist etwas komplizierter zu beschreiben. An der rechten Hand berühren sich die Spitzen von Daumen und Zeigefinger, so dass wieder ein Ring entsteht. Der Daumen der linken Hand kommt von unten durch dieses Loch und berührt die Spitze vom linken Zeigefinger, der von oben kommt. Die 3 anderen Finger der linken Hand legen sich von außen um die Finger der rechten Hand. Es entstehen 2 ineinander verschlungene Ringe, die mit der Öffnung nach oben vor dem Nabel gehalten werden. Für Männer ist das alles wieder genau seitenverkehrt auszuführen. Bleiben Sie etwas länger in dieser Position als in den beiden vorherigen. – Diese Haltung fördert die Integration der beiden Gehirnhälften und hilft dabei, zusätzliches Qi in das untere Dantian aufzunehmen.

6. An der rechten Hand ist der Daumen jetzt mit den Spitzen von Zeige- und Mittelfinger in Kontakt. Der Daumen der linken Hand wird von oben in den Ring an der rechten Hand

Oben: Position 5
Mitte: Position 5 – Hände
Links: Position 6 – Hände

hineingesteckt. Seine Spitze berührt den fleischigen Teil der Hand am kleinen Finger, wo sich der Herz-Meridian befindet. Die anderen 4 Finger der linken Hand umschließen die rechte Hand von außen. Der rechte Daumen kann jetzt den Nabel leicht berühren. Auch hier gelten für Männer alle Angaben genau seitenverkehrt. Lassen Sie sich genug Zeit für diese Position. Sie wirkt sehr beruhigend und heilsam. Sie lässt sich im Alltag verwenden, wenn Sie Bauchschmerzen haben oder einfach zur Ruhe kommen wollen.

Zum Schluss *(Shougong)* können Sie die Hände öffnen, die Arme seitlich nach oben führen und dicht vor dem Körper langsam absenken – genauso wie bei der Übung im Stehen.

Die **Abschlussübungen** sind ähnlich wie bei den Übungen im Stehen. Deshalb beschreibe ich sie hier nur stichwortartig:

- die Hände aneinander reiben
- das Gesicht auf- und abstreichen
- mit den Fingerspitzen die Haare nach hinten kämmen
- leicht den Schädel abklopfen
- kräftig die Ohren massieren
- den unteren Nacken warm reiben
- den Brustkorb dehnen
- die Arme und die Beine strecken und herzhaft gähnen
- die Knie und die Fußgelenke lockern
- die Fußsohlen zu den Zehen hin kneten (falls Sie keine Schuhe anhaben)

Folgen Sie Ihrem Gefühl, was Ihnen jetzt gut tut. Wenn Sie noch etwas in Ruhe sitzen wollen, so tun Sie das. Wenn Sie wieder aktiv werden müssen, dann machen Sie die Abschlussübungen etwas gründlicher. Wenn Sie z. B. danach mit dem Auto fahren wollen, ist dies besonders wichtig, damit Sie sich nicht halb versenkt ans Steuer setzen. Besser ist es, die Übungen im Sitzen abends zu machen, wenn Sie nicht unter Zeitdruck stehen. Einzelne Teile davon können Sie aber auch in Ihren Alltag einbauen. Wenn Sie regelmäßig und länger geübt haben, dann stellt sich selbst bei kurzen Übungsphasen ein positiver Effekt ein.

Tabelle 6: **In der Übung vorkommende Akupunkturpunkte**

Chinesischer Name	Bedeutung	Meridian	Wirkung/Einfluss
Mingmen	Tor des Lebens	Dumai 4	vorgeburtliches Qi
Baihui	100 Verbindungen	Dumai 20	Yang-Qi
Tianmu/Yintang	Himmelsauge	Dumai extra	oberes Dantian
Guanyuan	Pforte des Ursprungs	Renmai 4	unteres Dantian
Qizhong	Mitte des Nabels	Renmai 8	nachgeburtliches Qi
Tanzhong	Brustmitte	Renmai 17	mittleres Dantian
Hegu	Talverbindung	Dickdarm 4	Kopfprobleme
Shenshu	Nieren-Punkt	Blase 23	Nierenstärkung
Neiguan	inneres Passtor	Herzbeutel 6	Kreislauf-Regulation
Laogong	Palast der Arbeit	Herzbeutel 8	Qi-Abgabe-Punkt
Huantiao	im Kreis springen	Gallenblase 30	Ischias-Probleme

Chinesischer Name	Lage
Mingmen	zwischen 2. und 3. Lendenwirbel (etwa auf Nabelhöhe)
Baihui	Scheitelpunkt (höchster Punkt am Kopf)
Tianmu/Yintang	zwischen den Augenbrauen
Guanyuan	3 DB (Daumenbreiten) unter dem Nabel
Qizhong	Bauchnabel
Tanzhong	Brustbein zwischen den Brustwarzen
Hegu	zwischen den Mittelhandknochen von Daumen und Zeigefinger
Shenshu	2 DB seitlich von Mingmen
Neiguan	2 DB von der Handgelenksfalte in der Mitte der Arm-Innenseite
Laogong	Mitte der Handfläche
Huantiao	außen am Gesäß hinter dem Oberschenkelknochen

7. Fragen und Antworten zum Üben

Die meisten der folgenden Fragen und Antworten stammen aus meinen Qigong-Einstiegskursen in Marburg, einige aus schon länger bestehenden Übungsgruppen. Mitunter sind die Reaktionen beim ersten Üben stärker als nach einer Gewöhnung des Körpers an den verstärkten Qi-Fluss. In der Regel ist es jedoch umgekehrt, da der Körper erst allmählich sensibler wird. Meistens haben wir einfache Übungen in Bewegung und Ruhe praktiziert, so wie sie in diesem Buch vorgestellt werden. Nach einer Übung gebe ich den Teilnehmern Gelegenheit, Fragen dazu zu stellen und ihre Erfahrungen mitzuteilen. Für die meisten von ihnen ist das Üben sehr angenehm und mit Empfindungen von Wärme, einem leichten Kribbeln oder einer intensiven Entspannung verbunden. Es gibt aber auch Übungserfahrungen, die für Anfänger zunächst etwas befremdlich wirken können.

Öfter werden folgende Phänomene beschrieben, die beim Üben auftreten:

- Deutlichere Wahrnehmung von Schmerzen in verspannten Bereichen als im Alltag
- Knackende Geräusche in der Wirbelsäule oder anderen Gelenken (auch bei Übungen ohne äußere Bewegung!)
- Unterschiedliche Wahrnehmung zwischen linker und rechter Körperseite oder zwischen vorn und hinten
- Tiefe Müdigkeit bis hin zum Kurzschlaf
- Stärkere Wachheit nach dem Üben, die teilweise noch Stunden anhält
- Wärmeempfindungen am ganzen Körper bis hin zum Schwitzen
- Kälteempfindungen, speziell an den Fingern und Füßen
- Empfindungen von Weite und von vergrößerten Gliedmaßen (z. B. dicke Finger)

- Kribbeln, Jucken, Zucken auf der Haut oder in den Muskeln
- Verstärkter Speichel- und Tränenfluss
- Verbesserung der Sehfähigkeit und anderer Sinnesfunktionen
- Hörbare Darmgeräusche
- Plötzlicher Hustenreiz
- Lungenatmung ist nur noch sehr wenig zu spüren
- Auftreten von spontanen inneren Bildern (Licht, Farben, Bewegungen)

Manche der genannten Phänomene deuten auf ein energetisches Ungleichgewicht und Blockaden für den freien Fluss des Qi hin. Andere zeigen, dass das Qi stärker in Bewegung gekommen ist und einen Prozess der Selbstregulation in Gang gesetzt hat. Im Folgenden gebe ich einige Fragen von Kursteilnehmern und meine Antworten dazu wieder, die ich etwas überarbeitet habe.

Mehrere Teilnehmer: Ich spüre beim Üben meine Schmerzen in der Schulter / im Rücken / im Nacken mehr als im Alltag.

Antwort: Im entspannten Qigong-Zustand sind wir sensibilisiert für unseren Körper. Der Schmerz kommt nicht von der Übung, sondern ist ein Zeichen dafür, dass diese Stelle im Körper schon länger blockiert ist. Im Alltag spüren wir es weniger und nehmen es erst wahr, wenn das Problem sehr groß geworden ist. Wenn wir mit Hilfe von Qi auf diese Stelle einwirken, dann spüren wir den Schmerz, aber danach auch eine Linderung. Mit jedem Mal Üben verbessert sich der Zustand, und die Blockade löst sich allmählich. Bei hartnäckigen Verspannungen, die mitunter schon seit Jahrzehnten bestehen, darf man jedoch keine schnelle Wunderwirkung von Qigong erwarten.

Frau, ca. 40 Jahre: Beim Üben hatte ich starke Schmerzen im Schulter-Nacken-Bereich. (Ruheübung im Sitzen)

Antwort: Wenn wir Qigong üben, nehmen wir oft Schmerzen wahr, die im Alltag durch Schonhaltungen verdeckt sind. Der Schmerz zeigt, dass das Qi auf diese Stelle eingewirkt hat. Solch einen Heilschmerz (eine sogenannte Anfangsverschlimmerung) kennen wir ebenso aus der Homöopathie und anderen naturheilkundlichen Verfahren. Insofern ist der vorübergehende Schmerz während der Übung als etwas Positives anzusehen. Verweilen Sie etwas mit der Aufmerksamkeit an der schmerzenden Stelle und spüren Sie dort in die Tiefe.

Frau in mittlerem Alter: Ich hatte wegen meiner Bandscheibenprobleme eine Operation an der Lendenwirbelsäule. Übungen mit Bewegung der Wirbelsäule kommen mir eher problematisch vor. (Chan-Mi-Basisübung)

Antwort: Wenn Sie solche Übungen machen, sollten Sie besonders vorsichtig sein. Aber es besteht kein Grund dafür, dass Sie sie nicht machen dürften. Die Bewegungen sind sehr weich und regen so den Qi-Fluss im Inneren an, was sich wiederum positiv auf die materiellen Strukturen des Körpers (Knochen, Gelenke, Muskeln usw.) auswirkt. Wenn es sich zur Zeit unangenehm für Sie anfühlt und der operative Eingriff erst vor kurzem stattgefunden hat, dann sollten Sie auf andere Übungen ausweichen. Sie können z. B. mit der Vorstellungskraft dem entsprechenden Teil der Wirbelsäule heilendes Qi zuführen. Letztlich werden Sie Ihre Wirbelsäule im Alltag wieder bewegen wollen. Dazu braucht es Achtsamkeit mit sich selber und ein wohl dosiertes Training, auch mit Bewegung.

Frau, Mitte 20: Mir ist am unteren Rücken ganz warm geworden, zugleich wurden meine Finger kalt. Zum Ende der Übung hin wurden sie aber wieder wärmer.

Antwort: Dies ist etwas, was häufiger vorkommt. Es zeigt einen positiven Übungsverlauf. Der untere Rücken hängt mit den Nieren zusammen. Wenn dort Wärme entsteht, ist dies sehr gut. Die Kälte an den Fingerspitzen deutet darauf hin, dass stagnierendes, kaltes Yin-Qi aus dem Körper ausgeleitet worden ist.

Älterer Herr: Bei mir sind die Arme bis zu den Ellenbogen kühl geworden, auch die Füße. Etwas schob meinen Körper nach vorn, wie eine Hand im Rücken.

Antwort: Hier gilt die gleiche Erklärung für die Kälte, wenn sie nicht permanent besteht, sondern durch die Übung entsteht. Das Einsinken nach vorn hängt zusammen mit einem Ungleichgewicht von Yin und Yang. Das Yin (vorn, Einsinken) ist hier offensichtlich stärker als das Yang (hinten, Aufrichten). Die Kälteempfindung passt dazu. Das Yang-Qi sollte in diesem Fall gestärkt werden. Jüngere Menschen haben noch reichlich Yang-Qi. Mit dem Älterwerden müssen wir zunehmend etwas dafür tun, um es zu stärken.

Frau, um die 60: Meine Hände waren vorher normal warm. Beim Üben wurden die Fingerspitzen eiskalt, was auch nach der Übung noch etwas anhielt.

Antwort: Die Fingerspitzen bilden Tore für die Aufnahme und Abgabe von Qi. Sie sind zugleich die End- bzw. Anfangspunkte der Meridiane, die durch die Arme verlaufen. Wenn dieses Gefühl auftritt, ist es ein Zeichen dafür, dass kalte Energie aus dem Körper ausgeleitet worden ist. Hätten wir noch etwas länger geübt, dann wäre dem Kältegefühl irgendwann ein angenehmes Wärmegefühl gefolgt. Viele chronische Erkrankungen sind mit Ansammlungen von Kälte (Yin) im Körper verbunden, welche durch verstärkt zirkulierendes Qi (Wärme, Yang) allmählich gelöst und vertrieben wird. Das gilt auch für solche Zustände, in denen eine Krankheit im Sinne der westlichen Medizin noch nicht manifest geworden ist, wohl aber ein schleichender Prozess in dieser Richtung stattfindet. Solche Kältegefühle kommen meiner Erfahrung nach bei Berufen, die viel mit Menschen zu tun haben, insbesondere bei Heilberufen, häufig vor. Der Körper muss auf der energetischen Ebene immer wieder neu gereinigt und durchlässig gemacht werden.

Mann, Mitte 40: Ich spüre meine Wirbelsäule als linksseitig verschoben. Der Körper fühlt sich etwas schief an.

Antwort: Ihre zuvor genannten Probleme (Fuß, innere Organe) liegen alle auf der linken Seite. Außerdem ist Ihre Körperhaltung tatsächlich etwas linkslastig. Was Sie jetzt wahrgenommen haben, ist noch etwas anderes: der innere Energiefluss ist nämlich verschoben und befindet sich nicht im Zentrum. Durch regelmäßiges Üben kann sich dies ganz von allein harmonisieren. Möglicherweise hat es sogar einen Einfluss auf die Körperhaltung. Der Veränderungsprozess beginnt mit der inneren Regulation des Qi und führt dann auch zu einer Korrektur der äußeren Haltung.

Frau in mittlerem Alter: Wenn ich meine Vorstellung auf Punkte an der Wirbelsäule richte, fühlt sich das Qi einseitig nach rechts verschoben an. Vorn am Bauch habe ich das genauso wahrgenommen.

Antwort: Das ist ein Zeichen dafür, dass Yin und Yang nicht ganz in Harmonie sind, in diesem Fall bezogen auf die linke und rechte Seite des Körpers. Ähnliche Wahrnehmungen von einem Ungleichgewicht können ebenso zwischen vorderer und hinterer oder oberer und unterer Körperhälfte auftreten. Das weist auf einen vorübergehenden Zustand auf der energetischen Ebene hin. Man kann es einfach so sein lassen. Bei regelmäßigem Üben wird es sich irgendwann von selbst regulieren. Beobachten Sie es weiterhin aufmerksam.

Frau, Mitte 40, die schon länger übt: Auf meiner Rückseite fühlt es sich an wie ein holpriger Steinbruch, während auf der Vorderseite das Qi glatt herabfließt. (Übung des »Kleinen Himmelskreislaufs«)

Antwort: Auch hier liegt eine Unausgeglichenheit von Yin und Yang vor, diesmal zwischen Vorderseite (Yin) und Rückseite (Yang). Das kann ein Hinweis auf muskuläre Verspannungen am Rücken sein oder auf Fehlstellungen an der Wirbelsäule. Vielleicht ist es nur ein energetisches Phänomen. Andere Menschen haben das Problem, das Qi an der Vorderseite wieder hinunter zu bringen. Sie sollten die Vorstellungskraft nicht zu stark einsetzen, um das Qi durch die blockierten Bereiche hindurch zu leiten oder gar zu pressen, sondern mit Sanftheit und Geduld weiterüben und das Qi an der Steißbeinspitze und am »Lebenstor« *(Mingmen)* sammeln, um dort seine Kraft zu verstärken.

Frau, Mitte 20, und Herr, Mitte 50: Bei der Schüttelübung bin ich in der 2. Phase vor- und zurückgeschwankt.

Antwort: Das ist eine natürliche Ausgleichsbewegung des Körpers. Nach dem Auflösen von inneren Blockaden während der Schüttelphase reguliert das Qi den Körper und sucht einen Ausgleich von Yin und Yang (vorn und hinten).

Ältere Dame: In der Phase, wo die Arme hochsteigen, hatte ich das Gefühl, mein Gleichgewicht zu verlieren.

Antwort: Üben Sie mit geöffneten Augen und machen Sie die Bewegung nicht zu weit nach oben!

Frau, etwa 50: Mir ist bei der drehenden Bewegung der Wirbelsäule schwindelig geworden, und ich habe die Übung abgebrochen. (Chan-Mi-Basisübung)

Antwort: In diesem Fall empfehle ich Ihnen, sich hinzusetzen und die Hände übereinander auf den unteren Bauch zu legen. Sie können zur Stabilisierung an Ihre Fußsohlen denken, die fest auf dem Boden stehen sollten. Nach einer Weile wird sich das Problem von allein regulieren, wie es bei Ihnen geschehen ist. Wenn so etwas auftritt, heißt das nicht, dass diese Übung für Sie schlecht ist. Sie hat heute eine bestimmte Reaktion ausgelöst. Wenn Sie die Übung öfter wiederholen und dabei nicht zu lange praktizieren, dürfte die Ursache für den Schwindel allmählich verschwinden. Achten sie besonders darauf, dass Sie entspannt atmen.

Frau, um die 50: Ich spürte beim Üben einen leichten Kopfdruck oben am Schädel, der nach dem Üben wieder vergangen ist.

Antwort: Es ist wichtig, die Aufmerksamkeit im mittleren oder unteren Bauchraum zu halten. Bei solchen Phänomenen kann man auch zu den »Erdpforten« *(Yongquan)* denken, und zwar mit der Vorstellung, dass das Druckgefühl am Kopf durch diese Punkte an die Erde abgeleitet wird. Wenn die Bewegung des Qi sich verstärkt, kann ein Teil davon nach oben steigen. Man sollte sich darin üben, es zu kontrollieren, insbesondere bei hohem Blutdruck und anderen Formen der oberen Qi-Fülle, bei denen ein Zuviel an Spannung besteht (z. B.

Migräne oder häufige Entzündungen im Bereich von Kopf und Hals). Sie können auch die Zungenspitze leicht an den oberen Gaumen anlegen, was den Abfluss des Qi aus dem Kopfbereich fördert.

Frau, Mitte 40: Wenn ich beim Üben im Sitzen meine Handflächen nach unten drehe und zu den Füßen hin denke, sackt mein Blutkreislauf zusammen und mein Körper kühlt aus.

Antwort: Mit der Haltung der Hände, mit dem Umfang und der Höhe der Armbewegungen können wir den Fluss des Qi ebenso beeinflussen wie durch die Atmung und die Vorstellungskraft. Bei Menschen mit hohem Blutdruck sollten die Bewegungen der Arme nicht zu weit nach oben und nach außen gehen und die Handflächen in den Ruhepositionen eher nach unten gewendet sein. Beim Ausatmen sollten Sie sich vorstellen, übermäßige Anspannung an die Erde abzuleiten. Wenn jemand aber einen niedrigen Blutdruck und einen instabilen Kreislauf hat, kann man mit Hilfe der Vorstellungskraft bei jedem Einatmen neues Qi in sich aufnehmen. Die Bewegungen können ausladender sein und mehr nach oben gehen. Die Handflächen zeigen bei den Ruheübungen auf jeden Fall nach oben. So können Sie die von Ihnen beschriebenen Übungserfahrungen vermeiden. Auf diese Weise kann man dieselbe Übung je nach Zustand individuell ein wenig abwandeln, um dem eigenen Zustand gerecht zu werden.

Frau, Ende 30: Wenn ich meine Regel habe, kann ich dann weiter Qigong üben?

Antwort: Grundsätzlich spricht nichts dagegen. Wenn wir Qigong üben, führt das dazu, dass alles im Körper harmonisiert und auf natürliche Weise reguliert wird. Vermeiden Sie anstrengende Übungen im Stehen und eine zu starke Konzentration auf den Unterbauch. Folgen Sie Ihren Empfindungen und Erfahrungen.

Frau, Mitte 50: Beim Sammeln des Qi im Unterbauch-Zentrum ist eine große Hitze entstanden, die sich im ganzen Körper ausgebreitet hat. Ich hatte sogar an den Händen Schweißperlen. Da mir recht komisch zumute war, habe ich die Übung vorzeitig abgebrochen.

Antwort: Auch hier liegt eine Selbstregulation des Qi vor. Innere Hitze wird an die Außenseite des Körpers transportiert und verdampft dort als Schweiß. Die Hitze kann mit hormonellen Prozessen während der Menopause zusammenhängen. Achten Sie darauf, dass das Qi nicht bis zum Kopf aufsteigt. Beim Gefühl des Hochsteigens denken Sie an die Füße, an die »sprudelnden Quellen«, und leiten Sie dort die Hitze an die Erde ab. Eine starke Reaktion im unteren Dantian, gerade wenn Sie noch nicht sehr lange Qigong üben, ist an sich nicht schlecht. Sie werden lernen, das Qi zu kontrollieren, und es wird sich allmählich von selbst regulieren.

Frau, etwa 30: Ich habe vor Jahren eine Abtreibung machen lassen. Manchmal fühle ich es im Bauch noch immer wie eine Wunde. Ist es ein Problem für mich, das Qi im Bauch zu sammeln?

Antwort: Wenn wir Qi im Unterbauch, im Bereich des unteren Dantian, einsammeln, werden die Lebenskräfte gestärkt und das Qi genährt. Mit jedem Üben wird der energetische Zustand verbessert und zugleich wird alten Verletzungen ein wenig mehr Heilenergie zugeführt. Dass dabei das Gefühl einer Wunde wieder auftaucht, ist nicht ungewöhnlich, da es in den Körperzellen gespeichert ist. Es ist aber keineswegs so, dass das Qi die Wunde wieder neu aufreißt, sondern das Gegenteil ist der Fall. So können auch alte Operationsnarben an anderen Teilen des Körpers, die wir schon fast vergessen haben, im sensibilisierten Qigong-Zustand noch einmal spürbar werden. Dies bedeutet, dass im Übungszustand dieser alten Wunde noch einmal etwas nährende und heilsame Energie zugeführt wird. Üben Sie weiter mit Behutsamkeit und dem Gefühl der liebevollen Zuwendung zu sich selbst.

Frau, um die 50: Wenn ich krank bin, muss ich dann mit dem Üben aufhören?

Antwort: Das hängt von verschiedenen Faktoren ab. Generell wird Qigong in China und anderswo nicht nur zur Vorbeugung, sondern auch zur Therapie von Krankheiten angewandt, insbesondere von langwierigen, chronischen Erkrankungen, und oft parallel zu anderen Therapiemaßnahmen. Im Falle von akuten Erkrankungen, etwa mit Fieber, sollte man auf anstrengende Übungen ganz verzichten. Je nach Schwere der Erkrankung kann man aber, auch im Liegen, weiter mit der Atmung und der Vorstellungskraft üben. Z. B. stellt man sich vor, wie mit Hilfe des Qi akut krank machende Faktoren über die Füße und die Fingerspitzen ausgeleitet werden. Wer noch wenig Erfahrung mit Qigong hat, sollte sich auf einfache Ruheübungen beschränken. Wer sich gut auskennt, kann zusätzlich passende Akupunkturpunkte massieren.

Frau, Mitte 20: Bei der Übung (Ruheübung im Sitzen) hatte ich das Gefühl, dass ganz viel Dunkles aus mir rauswollte. Es war wie ein Druck im Bauch, der sich lösen wollte. Es kam aber erst wenig von alledem heraus. Ich spüre, da sitzt noch viel mehr.

Antwort: Haben Sie Geduld mit sich beim Üben. Im Verhältnis zu der Situation, wo Sie nichts davon gespürt haben, ist der Erfolg schon recht gut. Sie dürfen aber nicht erwarten, dass sich alte Spannungen, die mit Emotionen gekoppelt sind, von ein paarmal Üben gleich ganz auflösen. Dieser Prozess braucht Zeit, denn die Entstehung hat ebenfalls lange gedauert.

Frau, Anfang 40: In der ersten Phase der Schüttelübung musste ich lachen, bei der letzten Phase kamen mir die Tränen. Sie hat etwas Tieferes in mir angerührt.

Antwort: Wenn Tränen kommen, ist das ein Zeichen, dass das Qi stärker in Bewegung gekommen ist. Denn die Flüssigkeiten im Körper folgen dem Qi. Nach dem Ableiten von innerer Anspannung in der zweiten Phase der Übung ist eine subtilere Wahrnehmung da. Das bezieht Emotionen wie das Lachen oder Weinen ein. Lachen ordnet man in der TCM dem Funktionskreis des Herzens zu (Freude) und Weinen dem der Lunge (Traurigkeit). Die Augen sind zugleich der Ausgang der Leber. Ihre Tränen könnten auch ein Zeichen dafür sein, dass lange aufgestauter Ärger abfließt.

Mehrere Teilnehmer: Bei mir hat sich nach einer Weile viel Speichel im Mund gesammelt.

Antwort: Das ist ein Zeichen dafür, dass Sie in einem guten Übungszustand waren. Es heißt: Die Vorstellung leitet das Qi, und dem Qi folgen das Blut und die anderen Körperflüssigkeiten. So können auch die Augen tränen, oder die Nase läuft. Der Speichel wurde von den alten Meistern als besonders kostbar angesehen und als »Jadenektar« bezeichnet. Seine verstärkte Produktion wurde als eine Folge der Anregung des Qi und des Jing betrachtet. Diesen eher dünnflüssigen Speichel sollte man bewusst schlucken und sich dabei vorstellen, wie er hinunterfließt bis zum Energiezentrum im Unterbauch.

Frau, Mitte 40: Ich kann mich heute nicht auf Ruheübungen einlassen. Ich bin zu nervös und mir schwimmen zu viele Gedanken im Kopf herum.

Antwort: In diesem Fall rate ich Ihnen, die Schüttelübung zu praktizieren, um Ihre Anspannung durch die kräftige Schüttelbewegung in Verbindung mit der Vorstellung des Ableitens besser loslassen zu können. Wenn dieser Zustand häufiger auftritt, ist es ein Grund mehr, regelmäßig zu üben. Zu viele Sorgen und Gedanken schädigen Milz und Magen, heißt es in der TCM. Gemäß dem Kontrollzyklus (Holz kontrolliert die Erde) sollten Sie häufig etwas machen, das Ihre Muskeln, Sehnen und Gelenke von übermäßiger Anspannung befreit. Vielleicht gelingt Ihnen das mit der Schüttelübung.

Mehrere Teilnehmer: Ich glaube, ich bin beim Üben (im Sitzen) kurz eingeschlafen. Mein Körper ist leicht weggekippt und hat sich dann von allein wieder aufgerichtet.

Antwort: Das ist eine typische Erfahrung, wenn jemand übermüdet ist. Eigentlich wünscht sich der Körper dann Schlaf. Wenn man sehr müde ist, sollte man lieber schlafen, anstatt Qigong zu üben. Wenn es hier auftritt, zeigt dies, dass die Entspannung bei den Übungen schnell eintritt. Ziel des Qigong ist aber nicht das Einschlafen, sondern ein Zustand wie kurz davor, der mit einer gesteigerten Sinneswahrnehmung verbunden ist. Wenn wir in einem guten Übungszustand sind, sind wir entspannt und zugleich wach und aufmerksam.

Dann kann das Qi seine regulierende und harmonisierende Wirkung am besten entfalten.

Frau, Ende 40, die schon länger übt: Während der Übung war da ein Gefühl starker Wachheit, eine Klarheit in der Stirnmitte, was ich auch jetzt noch spüren kann.

Antwort: Das ist ein Zeichen dafür, dass das Qi jetzt stärker in Bewegung gekommen ist. Früher haben Sie eher die entspannende Wirkung wahrgenommen, jetzt ist es mehr die Kraft. Achten Sie darauf, dass es nicht zu unangenehmen Zuständen wie Kopfdruck kommt. In diesem Fall sollten Sie das Qi mit Hilfe der Vorstellung nach unten ableiten bis zu den Fußsohlen. Wenn es nur ein etwas merkwürdiges Gefühl auf der Stirn ist, zeigt dies, dass sich hier ein Energietor öffnet, das bisher verschlossen war.

Frau, Mitte 40: Bei mir ist eine ringförmige Neonleuchte im Bauch angegangen, die von weiter unten her Energie bekam.

Frau, Ende 30: Bei mir hat sich etwas im Inneren des Bauches kreisförmig beschleunigt und sich spiralig leicht nach unten zur Kreismitte hin verdichtet.
(Übung mit einer langsamen horizontalen Kreisbewegung des Bauches)

Antwort: Obwohl ich vor der Übung nichts über den Qi-Verlauf gesagt habe, sind dies zwei sehr gute Beispiele dafür, wie das innere Qi durch eine sanfte äußere Bewegung angeregt werden kann. Es zeigt, dass Sie schon einen guten Übungszustand erreicht haben. Bei beiden Beschreibungen liegt das Zentrum etwas tiefer unten im Bauch, und es kreist oder strahlt etwas im Bereich des Gürtelmeridians *(Daimai)*. Bei der Übung »Qi einsammeln über 5 Tore« (siehe Kapitel 5.5) haben wir mit Hilfe der Vorstellung eine vertikale Spiralbewegung initiiert. Hier ist spontan etwas ganz Ähnliches auf der horizontalen Ebene aufgetreten.

Bemerkung eines Teilnehmers dazu: So wie ein Elektron um einen Atomkern kreist!

Antwort: Ja genau! – Wie im Makrokosmos (Galaxien) und im Mikrokosmos (Atome), so funktioniert es auch bei uns. Und könnte nicht die Qi-Bewegung, die wir im Gürtelmeridian und im Dantian spüren, vielleicht auch in jeder Zelle unseres Körpers eine entsprechende Bewegung auslösen? Damit harmonisiert sich wirklich etwas auf der feinstofflichen Ebene. Die regulierende Wirkung des Qigong bezieht sich auf nahezu alle Bereiche und Funktionen des Körpers, sowohl auf die physischen als auch auf die psychischen Faktoren.

In diesem Kapitel hoffe ich, Ihnen ein paar nützliche Erfahrungen präsentiert zu haben, die Ihnen dabei helfen mögen, eigene Übungszustände besser interpretieren zu können. Bei derselben Übung fallen die Reaktionen der einzelnen Menschen oft unterschiedlich aus. Dabei scheint aber immer das Richtige zu geschehen. Der Körper beginnt damit, sich ganz von selbst zu regulieren, um einen harmonischeren Zustand zu erreichen. So findet der angespannte Mensch zu mehr Ruhe und der kraftlose zu mehr Energie. Seien Sie nicht besorgt darüber, was alles passieren könnte, sondern vertrauen Sie darauf, dass die Übungen Ihnen dabei helfen werden, Ihren Gesundheitszustand zu verbessern.

Vielleicht haben Sie Lust bekommen, selber regelmäßig Qigong zu üben. Das wäre denn auch mein größter Wunsch, den ich mit diesem Buch verbinde. Wenn Sie direkt Kontakt zu mir aufnehmen möchten, freue ich mich darüber. Ich bin sehr daran interessiert, zu hören, wie sich das Umsetzen der Übungen aus diesem Buch für Sie entwickelt hat. Meine Adresse mit Telefon und E-Mail finden Sie im Anhang.

Nachwort

Qigong wird bei uns im Westen oft als eine Methode zur Entspannung von Körper und Geist angeboten. Qigong ist jedoch weitaus mehr als das. Es ist auch mehr als nur ein System von Übungen zur Verbesserung der Gesundheit und zur Therapie von Krankheiten. Ähnlich wie Yoga bietet es einen umfassenden Weg zur Selbstentwicklung in allen Lebensbereichen, zur Entfaltung des vollen geistigen Potentials, zur Klärung der psychisch-emotionalen Lebensaspekte und zur Anbindung an ein größeres Ganzes. Qigong hat nichts mit Religion in einem engeren Sinne zu tun. Unser Wort Gott taucht weder in der daoistischen noch in der buddhistischen Tradition auf. Was es aber gibt, ist die Verbindung mit den Kräften von Himmel und Erde, die wir als Menschen in uns selbst in Harmonie bringen können.

Wenn du auf die Erde trittst,
fühle sie wie ein lebendes Wesen.
Wenn du einen Baum siehst,
betrachte ihn als einen Freund.
Wenn du zum Himmel schaust,
danke ihm für deine Lebensenergie.

Wenn wir in diesem Bewusstsein Tag für Tag durch unser Leben gehen, wird sich etwas verändern. Qigong ist dann mehr als eine Übung, für die wir bestenfalls 30–60 Minuten täglich aufwenden. Es wird zum Weg selbst. Wir hören eigentlich nicht mehr auf zu üben, wo wir uns auch befinden mögen und egal zu welcher Zeit. Unser Bewusstsein richtet sich immer mehr auf den gegenwärtigen Moment, anstatt sich mit der Vergangenheit oder mit der Zukunft zu beschäftigen. Ein Teil unserer Aufmerksamkeit bleibt stets im Inneren, anstatt sich in den äußeren Aspekten des Lebens zu verlieren. Wir lernen, nach innen zu lauschen und still zu werden, auch im größten Trubel.

Was auch immer um uns herum geschieht, wir bleiben in einer Art von Qigong-Zustand, der vielleicht am besten durch die Qualität des inneren Lächelns beschrieben werden kann. Lächeln aus dem Herzen, lächeln wie ein Buddha – das verändert uns selbst und die Welt um uns herum – oder besser gesagt, die Welt, wie wir sie wahrnehmen. Probieren Sie es aus und erfreuen Sie sich an Ihrem Leben – das ist es, was ich Ihnen, liebe Leserin und lieber Leser, zum Abschluss dieses Buches mit auf den Weg geben möchte.

Anhang

1. Nützliche Kontakte

Qigong ist in den letzten 20 Jahren immer populärer bei uns geworden, so dass Einstiegskurse nicht nur in größeren Städten, sondern auch in kleineren Orten stattfinden. Hinweise auf Kursmöglichkeiten in Ihrer Nähe finden Sie unter anderem im Internet, in regionalen VHS-Programmen oder im „Taijiquan & Qigong Journal". Im Folgenden sind die wichtigsten überregionalen Organisationen sowie einige bekannte Anbieter aus verschiedenen Städten aufgelistet.

- Daoyin Yangsheng Gong Vereinigung Deutschland, Grundstr. 3, 28203 Bremen, www.dyysg.de
- Dao Yuan, Schule für Qigong (Guo Bingsen), Herrenstr. 8, 37444 St. Andreasberg, www.qigong-daoyuan.net
- DDQT – Deutscher Dachverband für Qigong und Taijiquan e.V., Am Leinekanal 4, 37073 Göttingen, Tel. 0551 / 389 071 91, www.ddqt.de
- Deutsche Qigong-Gesellschaft e.V., Guttenbronnweg 9, 89165 Dietenheim, Tel. 07347 / 34 39, www.qigong-gesellschaft.de
- Chan Mi Gong Gesellschaft e.V., Dorfstr. 13, 82418 Murnau, Tel. 08841 / 48 98 44, www.chanmigong.de
- Guolin Neues Qigong Akademie (Wang Li), Otterbach 80, 53902 Bad Münstereifel, Tel. 02253 / 54 14 33, www.guolin-neuqigong.de
- IQTÖ – Interessenvertretung der Qigong- und Taijiquan-Lehrenden Österreichs, Gilgegasse 15/13, A-1050 Wien, Tel. 0664 / 420 75 50, www.iqtoe.at
- Kolibri-Seminare (Foen Tjoeng Lie), Heyderstr. 53, 99099 Erfurt, Tel. 0361 / 65 75 38 52, www.kolibri-seminare.de
- Laoshan Zentrum (Sui Qingbo), Diekbarg 20a, 22397 Hamburg, Tel. 040 / 27 16 79 32, www.lebenspflege.de

- Medizinische Gesellschaft für Qigong Yangsheng e.V., Colmantstr. 9, 53115 Bonn, Tel. 0228 / 69 60 04, www.qigong-yangsheng.de
- Neijin QiGong Akademie (Buyin Zheng), Europaring 10, 39110 Magdeburg, Tel. 0391 / 598 16 28, www.neijin-qigong.com
- Qi-Gong Zentrum München (Zhi Chang Li), Peter-Wolfram-Str. 31, 85540 Gronsdorf, Tel. 089 / 69 34 10 02, www.qigong-zentrum-muc.de
- SGQT – Schweizerische Gesellschaft für Qigong und Taijiquan, Wattenbühlweg 5, CH-8942 Oberrieden, Tel. 043 / 443 54 04, www.sgqt.ch
- Taiji & Qigong Gesellschaft Österreich, Postfach 28, A-8016 Graz, 0650 / 235 01 08, www.taiji-qigong.at
- Taijiquan & Qigong Journal, TQJ Verlag, Kalleby 10, 24972 Steinbergkirche, Tel. 04632 / 876 19 28, www.tqj.de
- Taijiquan und Qigong Netzwerk e.V., Oberkleener Str. 23, 35510 Butzbach, Tel. 0700 888 666 55, www.taijiquan-qigong.de
- Universität Oldenburg, Projekt Traditionelle Chinesische Heilmethoden, 26111 Oldenburg, Tel. 0441 / 798 – 4703, www.uni-oldenburg.de /ptch
- Xiu Lian (Yong Zhi Chen), www.meister-chen.de

Für Informationen zu meinem Kursprogramm oder Fragen im Zusammenhang mit diesem Buch wenden Sie sich bitte an:

- Dr. Thomas Methfessel, 35041 Marburg, Mail: tmethfessel@web.de, www.taichi-qigong-marburg.de

Fotonachweis:
Die Fotos in diesem Buch wurden vom Autor größtenteils in Thailand aufgenommen, einige auch in China und in Deutschland.

2. Literatur

Bölts, Johann: *Heilung mit Energie. Eine alte chinesische Gesundheitsmethode.* Herder, Freiburg i.Br. 1994.

Chia, Mantak: *Tao Yoga. Praktisches Lehrbuch zur Erweckung der heilenden Urkraft Chi.* Ansata, Interlaken 1985.

-: *Tao Yoga des Heilens. Die Kraft des Inneren Lächelns.* Ansata, Interlaken 1987.

-: *Tao Yoga. Eisenhemd Chi Kung.* Ansata, Interlaken 1989.

Chia, Mantak und Maneewan: *Das heilende Tao. Einfache Übungen und Meditationen.* Healing Tao Books, Chiang Mai 1996.

Clark, Angus: *Qigong. Geheime Künste.* Taschen, Köln 2005.

Cohen, Kenneth: *Qigong - Grundlagen, Methoden, Anwendung.* Krüger, Frankfurt/M. 1998.

Deng Ming-Dao: *Der Taoist von Huashan. In der Schulung beim Großmeister des Heiligen Berges.* Ansata, Interlaken 1994.

Despeux, Catherine: *Das Mark des roten Phönix. Unsterblichkeit, Gesundheit und langes Leben in China.* ML-Verlag, Uelzen 1995.

Dubro, Peggy Phoenix und David Lapierre: *Potenziale der inneren Kraft. Entwicklung des Bewusstseins.* Koha, Burgrain 2003.

Eggetsberger, Gerhard: *Geheime Lebensenergien. Das PcE-Trainingsprogramm für mehr Lebenskraft und Gesundheit.* Knaur, München 1998.

Engelhard, Ute: *Die klassische Tradition der Qi-Übungen.* ML-Verlag, Uelzen 1997.

Frank, Kai-Uwe: *Altchinesische Heilungswege. Das Handbuch der fernöstlichen Naturheilkunde.* Jopp, Wiesbaden 1991.

Frantzis, Bruce Kumar: *Die Energietore des Körpers öffnen. Der Weg zur Meisterschaft.* Windpferd, Aitrang 2002.

Friedrich, Andreas: *Ba Duan Jin. Die acht edlen Übungen.* Kirchheim, München 2003.

Gao Yun: *Qi Gong for Life.* Windpferd, Aitrang 1997.

Hackl, Monnica: *Jung und schön mit Hui Chun Gong. Die geheimen Verjüngungsübungen der chinesischen Kaiser.* Hugendubel, Kreuzlingen / München 2002.

Hinterthür, Petra und Astrid Schillings: *Qi Gong - Der Fliegende Kranich.* Windpferd, Durach, 7. überarbeitete Auflage 2006.

Jiang, Monika: *Chan Mi Qi Gong. Durch einen gestärkten Rücken zu innerer Harmonie.* Haug, Stuttgart 2006.

Jiao Guorui: *Qigong Yangsheng. Gesundheitsfördernde Übungen der traditionellen chinesischen Medizin.* ML-Verlag, Uelzen 1988.

-: *Die 15 Ausdrucksformen des Taiji-Qigong.* ML-Verlag, Uelzen 1989.

-: *Das Spiel der 5 Tiere.* ML-Verlag, Uelzen 1992.

-: *Die 8 Brokatübungen.* ML-Verlag, Uelzen 1997.

Jin Wenchu: *Wohlbefinden durch Duft-Qigong.* Jopp, Wiesbaden 1994.

Jochum, Inka: *Nie mehr müde. Mit Leichtigkeit mehr Lebensenergie.* Nymphenburger, München 2001.

Kaptchuk, Ted J.: *Das große Buch der Chinesischen Medizin.* Heyne, München 1995.

Koenigstein, Christine: *Baum-Qi-Gong. Nutzen Sie die unsichtbaren Kräfte der Bäume.* Bauer, Freiburg i. Br. 2000.

Lam Kam Chuen: *Energie und Lebenskraft durch Chi Gong.* Mosaik, München 1993.

-: *Chi Kung - Weg der Heilung. Wie Sie Ihre Gesundheit und Heilkräfte stärken.* Joy, Sulzberg 1999.

-: *Walking Qi Gong. Schritt für Schritt zu innerer Ruhe und Kraft.* Joy, Sulzberg 2006.

Lao Tse: *Tao Te King* (übersetzt von Richard Wilhelm). Diederichs, Köln 1978.

Li Zhi-Chang: *Mit dem Herzen lächeln. 100 Wege, um 100 Jahre alt zu werden.* Heyne, München 1999.

-: *Setz dich hin und tue nichts. Das Buch der Entspannung.* Heyne, München 2002.

Lie, Foen Tjoeng: *Wissenswertes vom Qi-Gong.* Kolibri, Norderstedt 1993.

-: *Qigong Übungsbuch Band 1, Jing-Gong (Stilles Qigong).* Kolibri, Hamburg 2003.

Liu Yafei: *Innen nährendes Qigong – Neiyanggong.* Urban & Fischer, München 2008.

Methfessel, Thomas: *Tai Chi für Anfänger. Illustrierte Einführung in die chinesische Bewegungsmeditation.* Oesch, Zürich, 12. Auflage 2008.

Milbrat, Gerhard: *Himmel – Erde – Mensch. Einführung in die Alchemie des Qigong*. Lotus-Press, Lohne 2010.

Olvedi, Ulli: *Das Stille Qi Gong nach Meister Zhi-Chang Li.* O.W. Barth, München 1998.

Pongratz, Joachim: *Qigong im Alltag. Leichte altchinesische Übungen für Gesundheit und Vitalität.* Knaur, München 1994.

Requena, Yves: *Qi Gong. Das geheime Übungssystem für Lebenskraft und Langlebigkeit.* Goldmann, München 1992.

Scheithauer, Falk, Andreas W. Friedrich und Eva Rehle: *Mit Qi Gong die Lebensenergie stärken.* Südwest, München 1997.

Schmid-Neuhaus, Barbara u.a.: *Qigong, Akupressur & Selbstmassage.* Klett, Stuttgart 2001 (VHS-Kursbuch).

Siméone, Rosyne: *Qi Gong für Schwangere.* Aurum, Braunschweig 1996.

Stummvoll, Ursula: *Chan Mi – QiGong. Das Wirbelsäulen-Qigong aus der buddhistischen Zen- und tibetischen Mi-Schule.* Satori, Regensburg 1999.

Taijiquan & Qigong Journal: *Special „Qigong für Einsteiger“.* a&o medianetwork, Hamburg 2003.

-: *Special „Qigong im Überblick“.* a&o medianetwork, Hamburg 2004.

Temelie, Barbara: *Ernährung nach den Fünf Elementen.* Joy, Sulzberg 1992.

Théler, Luc: *Grundlagen und Praxis des Hunyuan Qigong.* Ryvellus, Saarbrücken 1999.

Wei Yuanping und Deng Zi: *Medizinisches Qigong. Praktisches Handbuch der chinesischen Atem- und Bewegungsübungen.* Verlag für ganzheitliche Medizin, Kötzting 1996.

Wong Kiew Kit: *Die Kunst des Qi-Gong. Unsere Vitalenergie optimal aktivieren.* Knaur, München 1995.

Zheng, Buyin; *Authentisches Qigong in der chinesischen Tradition.* Schirner, Darmstadt 2010.

Zöller, Josephine: *Das Tao der Selbstheilung. Die chinesische Kunst der Meditation in der Bewegung.* Ullstein, Frankfurt/M. 1987.

3. Glossar

Akupunktur
therapeutisches Verfahren der TCM. Beeinflussung des Qi über Nadelstichtechnik an Einflusspunkten (Akupunkturpunkten), von denen es rund 360 verschiedene am menschlichen Körper gibt

Apana
ausscheidende, reinigende Energie im Yoga

Chakra
feinstoffliches Energiezentrum im Yoga, wörtlich: »Rad«. Man unterscheidet 7 Chakren, die oft als Blüten mit einer unterschiedlichen Zahl von Blättern dargestellt sind

Chan-Mi Qigong
Schule des buddhistischen Qigong (Großmeister Liu Han Wen). Kombiniert Elemente aus der Tradition des Zen-Buddhismus (chin. Chan) und der tibetischen Mi-Schule

Chuangzi
Hauptvertreter des philosophischen Daoismus. Lebte nach Laozi im 4. Jh. v.u.Z.

Daimai
Gürtelmeridian rund um die Taille. Gehört zu den 8 Sondergefäßen

Dantian
Hauptenergiezentrum im Inneren des Körpers, wörtlich: »Zinnoberfeld«. Man unterscheidet zwischen unterem Dantian im Bauch-Becken-Raum, mittlerem Dantian im Brustraum und oberem Dantian im Kopf (auch Tan Tien)

Dao
das kaum in Worte fassbare Urprinzip allen Seins im Universum, u.a. übersetzt als »Weg« und »Sinn« (auch Tao)

Daodejing
das *Buch von Sinn und Leben,* Hauptwerk der daoistischen Philosophie, Laozi zugeschrieben (auch *Tao Te King)*

Daoyin
»Leiten und Dehnen«. Traditionelle, eher heilgymnastische Übungen des Qigong, bei denen der Körper gedehnt und so der Qi-Fluss aktiviert wird

Donggong
Qigong-Übungen in Bewegung

Duft-Qigong
in China seit 1988 öffentlich unterrichtetes, sehr populäres Übungssystem aus der buddhistischen Tradition

Dumai
»Lenkergefäß«, auch »Meer des Yang«. Gehört zu den 8 Sondergefäßen und verläuft vom Steißbein über die Rückseite des Rumpfes, um den Kopf herum bis zum Oberkiefer

Falun Gong
in China seit 1992 öffentlich praktizierte buddhistische Übungen mit mehr religiösem Hintergrund. Viele Anhänger sind von den Behörden brutal verfolgt worden

Fan Teng Gong
Übungssystem des Qigong, das u. a. zur Krebs-Therapie angewandt wird. Beinhaltet spezielle Entgiftungsübungen

Feng Shui
wörtlich: »Wind und Wasser«. Methode zur harmonischen Gestaltung von Häusern, Räumen, Gärten usw., die in China heute auch bei Geschäftsgebäuden intensiv genutzt wird

Gu Qi
Nahrungs-Qi, wörtlich: »Getreide-Qi«

Guolin Qigong
Qigong-Schule, die nach ihrer Begründerin Guolin benannt ist. Diese heilte sich selbst durch ihre Übungen von einer schweren Krebserkrankung und unterrichtete später ihre Übungen in ganz China

Gyan Mudra
eine der bekanntesten Handhaltungen für Meditation, bei der sich Daumen- und Zeigefingerspitze berühren. Sie ist förderlich, um in einen ruhigen Geisteszustand einzutreten

Hatha Yoga
das im Westen bekannteste Übungssystem aus dem Yoga mit vielen Dehnpositionen und Atemtechniken. *Hatha* bedeutet wörtlich: »Sonne und Mond«

Huangdi Neijing
der *Innere Klassiker des Gelben Kaisers,* bis heute benutztes medizinisches Standardwerk, das vor rund 2200 Jahren geschrieben wurde

Ida
die Chakren verbindender Seitenkanal, der am linken Nasenloch endet und Mondenergie transportiert, schwarz dargestellt

Jing
wörtlich: »Essenz« oder Samenkraft. Gehört zu den 3 Schätzen. Das vererbte Jing bildet die körperliche Grundkonstitution

Jinggong
Qigong-Übungen in Ruhe, auch als »Stilles Qigong« bezeichnet

Kundalini
durch eine Schlange symbolisierte Lebensenergie an der Basis der Wirbelsäule, die es durch Yoga-Übungen zu erwecken gilt

Kunlun
der mythische »Weltenberg«, hier als Bezeichnung für die Region des Hinterkopfes verwendet

Laozi
Hauptvertreter des philosophischen Daoismus, lebte zur selben Zeit wie Konfuzius und Buddha vor 2500 Jahren (auch Lao Tse). Als sein Hauptwerk gilt das *Daodejing*

Meridian
Energieleitbahn, die das Qi transportiert und Akupunkturpunkte miteinander verbindet. Man unterscheidet 12 den Organen zugeordnete Meridiane sowie 8 Sondergefäße

Moxibustion
Technik, das Qi über Wärmebehandlung an Akupunkturpunkten zu beeinflussen. Wird mit Beifuß-Kegeln oder Moxa-Zigarren ausgeführt

Mudra
Handhaltung, symbolische Geste, die mit Hilfe der Fingerstellung eine bestimmte energetische Wirkung hervorruft. Wird im Yoga ebenso wie im buddhistischen Qigong häufig benutzt

Neigong
inneres Qigong zur Kultivierung des Qi und des Geistes *Shen*

Neijingtu
»Bild der inneren Leitbahnen«, daoistische Darstellung der energetischen Prozesse im Innern des Menschen aus dem 19. Jahrhundert. Symbolisiert vor allem die Übung des »Kleinen Himmelskreislaufs«

Pingala
die Chakren verbindender Seitenkanal, der am rechten Nasenloch endet und Sonnenenergie transportiert, weiß dargestellt

Prana
aufnehmende, nährende Energie im Yoga

Pranayama
Atemübungen im Yoga zur Aufnahme von *Prana*

Qi
vielfältige Bedeutungen wie »Gas«, »Dampf«, »Luft«, »Atem« und

»Lebensenergie«. Gehört zu den 3 Schätzen

Qigong
seit etwa 50 Jahren verwendeter Oberbegriff für traditionelle Übungen in Bewegung und in Ruhe zur Förderung der Gesundheit und Entwicklung des Geistes. Wörtlich: »Arbeit mit der Lebensenergie« (auch Chi Kung)

Renmai
»Dienergefäß« oder »Konzeptionsgefäß«, auch »Meer des Yin«. Gehört zu den 8 Sondergefäßen und verläuft vom Dammpunkt über die Vorderseite des Rumpfes bis zum Unterkiefer

Shaolin
buddhistisches Kloster in Nord-China, das vor allem durch die hervorragenden Leistungen seiner Mönche in den Kampfkünsten bei uns bekannt ist. Bezeichnet auch bestimmte Techniken dieser Schule *(Shaolin Kungfu)*

Shen
Geist, Bewusstsein oder Seele. Gehört zu den 3 Schätzen und wird dem Herz zugeordnet

Shiatsu
japanische Massagemethode, die die chinesische Fingerdrucktechnik an Akupunkturpunkten durch Dehnungen des Körpers erweitert

Shougong
abschließende Übung zum Einsammeln des Qi

Sushumna
Hauptenergiekanal im Yoga und im buddhistischen Qigong, der vom Steißbein bis zum Scheitel geht und mit allen Chakren verbunden ist. Wird oft mit dem Rückenmark gleichgesetzt

Taijiquan
komplexes Übungssystem der inneren, sanften Kampfkünste, das vor etwa 800 Jahren entstanden ist. Wird heute mehr als Gesundheitsübung praktiziert. Die sinngemäße Bedeutung ist: »Faustkampf nach den Yin-Yang-Prinzipien« (auch Tai Chi Chuan)

Tuina
Teil der TCM. Umfasst physiotherapeutische Methoden wie Massage, Dehnungen und Akupressur

Tuna
traditionelle Atemübungen des Qigong zum Ausstoßen von altem, trübem Qi und zur Aufnahme von reinem, klarem Qi

Waigong
äußeres Qigong zur Kräftigung der Knochen, Muskeln und Sehnen

Wei Qi
Abwehr-Qi, wird vor allem im Funktionskreis Lunge gebildet

Wushu
Sammelbezeichnung für die chinesischen Kampfkünste

Wuwei
Prinzip des »Nicht-Handelns«. Nicht einzugreifen in den natürlichen Lauf der Dinge gilt als ein Kernelement der daoistischen Philosophie

Xingqi
Übungen, wo das Qi mit Hilfe der Vorstellungskraft an bestimmte Punkte gelenkt wird

Xi-Xi-Hu
Methode der Atemregulierung zur Aufnahme von viel Qi, z. B. beim *Guolin Qigong*. Wörtlich: »einatmen – einatmen – ausatmen«

Yang
das schöpferische Prinzip, Gegenstück zu Yin. Die wörtliche Bedeutung des Schriftzeichens ist: »die von der Sonne beschienene Seite eines Berges«

Yangsheng
Qigong-Übungen zur Stärkung der Gesundheit des Körpers

Yi
die Vorstellung als eine Kraft des Geistes *Shen*, mit deren Hilfe das Qi bewusst geleitet werden kann

Yijing
Buch der Wandlungen, rund 3000 Jahre altes philosophisches Grundlagenwerk, in dem gemäß den Prinzipien von Yin und Yang 64 mögliche Zustände beschrieben und Ratschläge dazu gegeben werden (auch *I Ging)*

Yin
das empfangende Prinzip, Gegenstück zu Yang. Die wörtliche Bedeutung des Schriftzeichens ist: »die im Schatten liegende Seite eines Berges«

Ying Gong
Übungen zum Schutz des Körpers vor Verletzungen, oft als »Hartes Qigong« bezeichnet. Vor allem bekannt durch die Schule des Shaolin-Klosters

Ying Qi
wörtlich: »Bau-Energie«. Das Qi, welches aus Atem- und Nahrungs-Qi gebildet wird und durch die Meridiane fließt

Yoga
aus Indien stammendes, Jahrtausende altes Übungssystem für Körper und Geist. Wörtlich bedeutet es »Verbindung«, und zwar zwischen der Einzelseele und dem ganzen Universum

Yuan Qi
»Urspungs-Qi«, in den Nieren gespeicherte Grundenergie, die wir von den Eltern vererbt bekommen haben

Zhan Zhuan Gong
»Stehen wie ein Pfahl« oder »Stehende Säule«. System von Übungen in Ruhe, die mit verschiedenen Arm- und Beinstellungen im Stehen ausgeführt werden

Zhen Qi
»wahres Qi«, die Kombination von vorgeburtlichem und nachgeburtlichem Qi im Menschen

Zhongmai
Zentralkanal zwischen Dammpunkt und Scheitelpunkt durch das Innere des Körpers, eines der 8 Sondergefäße

Zifagong
Methode des spontanen Qigong, bei welcher der Körper im Zustand von aktiviertem Qi damit beginnt, sich unwillkürlich zu bewegen

Zong Qi
über die Atemluft aufgenommenes Qi

Die erwähnten Akupunkturpunkte sind in 2 Tabellen aufgelistet, die sich in Kapitel 2.6 bzw. am Ende von Kapitel 6 befinden, oder sie werden direkt im Text erklärt.